就算

天天外食

也能瘦

14天減3公斤的
懶人健康飲食與
減醣計畫

重要看待
每天吃的食物

在醫學的領域當中，每天生活作息有兩件事非常重要，其一是飲食，另一個是活動，活動一般可以分為生活作息的勞動，以及規律的運動，現代人生活忙碌，規律運動的時間的確比較困難，因此大多數人都認為生活作息的勞動，可以取代運動，但是事實上，真正的運動跟勞動還是不一樣的。

飲食更是一項非常重要的學問，就我們的大腦來說，吃東西是一個非常快樂的過程（Hedonic eating），可是現代人吃得比較豐盛，運動比較少，體重也自然會容易上升，如果有高血壓、糖尿病等慢性疾病，體重更會加重身體的負擔，現在一般提到的168飲食法，或者各類的減重方式，應運而生。因此專業的來看待每天吃的食物是非常重要的。

廖欣儀營養師，是我十多年前在亞東醫院工作時認識的同事，她在創業之後，發展出非常獨特的營養健康飲食事業。經過多年的淬鍊，也有符合學理，完整的營養菜單提供給大家做參考，「分享營養師也在吃的菜單」就是多年來最好的成果。非常高興看到欣儀在事業有成之後，能夠將她所得到的心得，回饋給

我們所有的民眾，以及慢性病的病友。本書不但從基本的觀念做起，也從外食，還有如何做食物選擇上，提供大家做參考。也利用問答的方式，討論如果要減重、減脂的時候，遇到的問題如何解決。

　　我們生活是需要做功課的，而欣儀的這本書，就是我們生活功課的基本功，從營養的觀點，提出完整符合學理的飲食模式，是非常重要的概念。非常高興能夠推薦欣儀的大作，給我們的民眾做參考。我們在看過書後，可以依據個人需求，來跟自己及自己的臨床醫師、營養師做討論，找出可以長久進行的飲食生活模式，讓我們不但可以維持快樂的飲食，也可以保持健康的身體。相信大家在這本書裡面，一定可以找到屬於自己最適合的生活飲食型態。

　　平安

王治元
臺大醫學院內科教授／臺大醫院內科部副主任
中華民國糖尿病衛教學會理事長

分享營養師
也在吃的菜單

你覺得減肥是一件苦差事嗎？為什麼已經少吃多動，體重卻像悠悠球般上下起伏，偶爾吃個聚餐還會緊張兮兮地去量體重，或是因為吃了點甜食就感覺罪孽深重，甚至有時沒吃飽還會心情不好，如果再遇到煩躁的事，反而會失控的暴食一頓再來後悔。

其實，以上這些情緒我都有過，以前會覺得減肥就是要少吃多動，在過度壓抑食慾之下不只情緒變差，減重效果也不好，後來我便調整自己的步伐，查詢了許多相關文獻與書籍，研究時下最夯的減肥法，例如「低醣飲食」、「168斷食」甚至是「生酮飲食」，不斷的統整後找出一個適合自己的健康飲食法，而且想吃美食或甜食時也知道如何調整當日飲食，並學會調適心情，讓自己別一直陷入輪迴的懊悔之中。

在減脂期間，我在IG與FB等社群空間分享自己的減脂菜單，沒想到獲得不錯的迴響，每天都有回不完的私訊，詢問我減脂相

關問題，我發現大家都有共通的困難點，就是現在網路上的減肥資訊很多，卻找不到一個適合自己並能維持下去的健康飲食模式，有些因為是外食者或工作繁忙的上班族無法自己帶便當，買了減肥食譜也不適用，所以控制體重這件事就變得遙遙無期。

　　後來我開始把自己每天吃的菜單公布，但由於是「欣儀營養師吃的減脂菜單」，只適用於與我類似體型、年齡、活動量的人使用，其他人便不合適了，我研究許久的減脂菜單不能讓大家廣為流傳實在是有點可惜，所以這次藉著出書的機會，把女性常見的體型與活動量、年齡、生活習慣做簡單分類，你只要找到與自己相似的情況，就可以使用這個菜單來減脂，無論你是三餐老外的外食族、偶爾自己帶便當的小資女，或是忙碌的職業婦女，都可以找到合適的菜單，只要照著買、照著吃，一週減重0.5到1公斤也不是困難的事。

　　我把減脂菜單分成七天一個循環，也就是說，只要專心執行，前七天就會看得到效果，如果想再繼續瘦下去，就可以再進行第二週的菜單，更有決心者可以重複使用菜單，因為是健康的飲食法不會危害身體，所以可以長久地執行下去直到達成目標為止。

　　為了讓大家獲得最專業最正確的知識，我會由淺而深的講解營養資訊，並且用我平日的飲食照片來當作例子，希望讓你們輕鬆的將這套實用的健康飲食法融合生活中。

■ 營養師也很難瘦

你以為營養師就不用擔心肥胖的問題嗎？控制體重是每個人都可能遇到的問題，就連我也不例外，我在產後成了名副其實的泡芙女，體脂肪超過30％，腹部脂肪一層又一層。我主要的肥胖原因是因為照顧小孩沒時間運動，壓力大愛吃甜食，加上作息不正常，才會晉升小腹婆一族。每個人肥胖的原因不盡相同，解決方法也不同，因此我們要找出讓自己越變越胖的原因，才有辦法遠離肥胖的威脅。

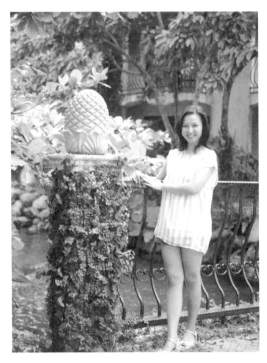

生完第二胎後的兩年之中，一直是
體脂肪超過30％的泡芙女

■造成肥胖的原因

　　肥胖最常見的原因就是飲食不良，例如偏好甜食、餐餐外食、吃東西從不限量、愛吃宵夜的習慣，或是平日最愛吃炸物等高熱量食物，造成攝取熱量大於消耗熱量，就容易累積成脂肪。這樣的人可以照著我的菜單執行一週，改用健康飲食減肥法就有機會瘦身成功。

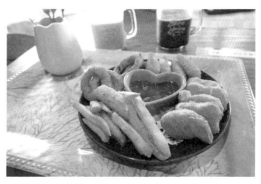

炸物熱量高，這樣一盤炸物熱量高達1000大卡

　　也有人是因為生活作息不良，例如工作關係常需飲酒而造成熱量攝取過多，或因工作壓力大經常焦慮、沮喪進而增加攝食量，或是經常需要熬夜工作，以至於半夜進食機會多等，這些是屬於生活型態不良，就必須修正生活型態再搭配健康飲食才有機會減肥成功。

　　還有一群人是因為吃得多又不愛運動，或者是有運動但是運動強度不夠，加上飲食沒有嚴格控制，導致熱量累積，體脂肪就越來越高了。

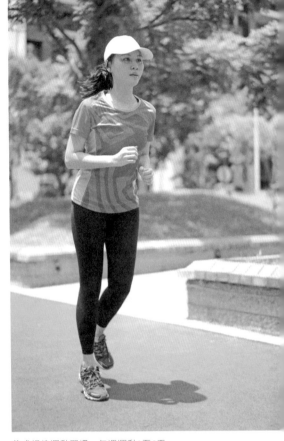

還有一個很難避免的原因——老化，人隨著年齡增加新陳代謝率會逐漸降低，如果消耗能量的能力降低，吃下的熱量又沒減少的話，就會越來越胖了。要延緩老化問題，就只能靠健康飲食與運動了，吃健康的食物再搭配有效運動，維持肌肉量就可以讓基礎代謝率不要下降得那麼快。

還有一些疾病會讓人不斷發胖，例如庫欣氏症候群、甲狀腺機能低下等疾病造成內分泌失調而讓人發胖；另外，女生最常見的多囊

養成規律運動習慣，每週運動3至5天

性卵巢症候群也是易發胖的一群，因為多囊性卵巢症候群有胰島素阻抗的問題，比較容易造成腰腹部的脂肪累積，如果不積極控制體重還會引起胰島素阻抗更嚴重，形成惡性循環變成代謝性的疾病如高脂血症或糖尿病。

■警訊：多囊性卵巢症候群

從青春期開始，我的經期一直是不正常的，週期大約是二個月到四個月才來一次，有時還會一年只來兩三次。後來媽媽帶我去婦產科檢查，也吃過幾個月的口服避孕藥，當時以為是青春期不穩定的因素，便沒有持續追蹤與治療，後來我在醫院當營養師

才開始正視這個問題，確診是多囊性卵巢症候群；多囊性卵巢症候群在台灣算是女性常見疾病，普遍症狀像是經期異常（排卵功能不良）、雄性激素多易長青春痘等症狀我都有，我在懷孕期血糖也有變高的現象，算是典型的多囊性卵巢症候群。

多囊性卵巢症候群對我來說是警訊，因為經期不正常、易長青春痘等問題，讓我更加注意飲食與運動，在我調整飲食後，控制體重已不成問題，加上規律運動後經期逐漸規律，我調整到現在週期是35至40天左右，跟以前無法預測的情況差很多，我非常推薦多囊性卵巢症候群的女性同胞們利用飲食搭配運動來調整，而且要持續不間斷，維持健康飲食的生活型，將來也不易有受孕不良的問題。

■產後一直減不掉的三公斤

雖然有排卵不規律的問題，但在我持續觀察基礎體溫、調整生活型態等幫助下，我受孕過程非常順利，也先後誕下兩個健康寶寶。只不過在體重方面，我第一胎胖了12公斤，第二胎胖了16公斤，懷孕時人生最高峰曾高達70公斤；第二胎的產後遇到了超久的體重遲滯期「3公斤的肥肉跟隨著我長達兩年」，加上因為太忙碌而無法規律運動的緣故，體脂肪也超過了30％大關。低頭看著腹部一圈又一圈的肥肉讓我自卑，且因為變胖體脂肪增加，經期開始不規律，青春痘更是肆無忌憚地狂冒，可說是人生最醜的時刻。

■戰勝肥胖的關鍵：飲食與運動

雖然在衣服的隱藏下，在旁人眼中我並沒有非常肥胖，但我檢視自己的體重與體脂肪數據，還有遭受經期不規律與狂冒青春痘的種種情形下，我知道我該下定決心了，想要擺脫蝴蝶袖、腰間肉與軟趴趴的大腿肉，還是得靠飲食與運動。

我開始收集市面上常見的減肥方法，研究其安全性與可執行度，再找出合適的方式加以改良；例如生酮飲食的手法較極端，需要吃一堆油脂類，只能短期執行，因此不是適合我的飲食方式。斷食法也有耳聞，但我當時有胃食道逆流的問題，也不適合用斷食法。

後來發現健康飲食瘦身法是較溫和減肥方式，也符合我的生活作息，因此我利用健康飲食，加上攝取足量的蛋白質，搭配高強度的間歇式運動，我在兩週內瘦了兩公斤，體脂肪也降了2％，接著我便一直維持健康飲食，讓我的體脂肪逐漸下降，肌肉多了看起來也更結實，穿衣服變得好看。

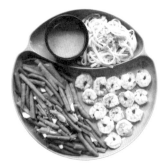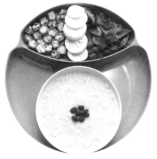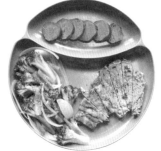

健康飲食的早餐、午餐和晚餐

瘦身成功後，我平日就用健康飲食把體重維持住，假日還可以與家人朋友享受大餐美食，「復胖」沒有找上門。

維持健康飲食型態不僅讓體重沒有復胖，還讓我每天都很有精神與體力，我也用這一招飲食法照顧家人的營養，並推廣給身邊的朋友們，接下來我要把這些觀念與菜單分享給你，希望大家一起來推廣健康飲食，讓你與家人都能一起享受健康又美麗的人生。

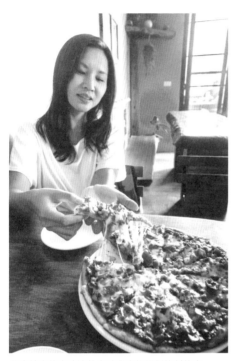

學會健康飲食法連外食時我也能輕鬆控制飲食

 小知識

多囊性卵巢症病患減重後可增加受孕機率

多囊性卵巢中有很多小而不成熟的卵泡，形成「不排卵」以及「不孕症」的結果。約有一半的病患有肥胖的情況，此時若能配合減重計畫，將可有效降低血中胰島素及雄性荷爾蒙，並可讓排卵正常化。所以本身有肥胖之多囊性卵巢症候群病患，如果想增加受孕機率，要將「減重」為第一步的治療。

Contents

目錄

第五部分　泡芙女改造計畫

第一部分

享瘦，需要先準備好的基本觀念

減重、減肥真的很難？熟悉接下來的基本觀念，便能不挨餓並保有輕盈的身材，趕快來展開健康新生活運動吧！

1

跨出第一步，準備好你的決心

「我知道肥胖不好，但就是沒有動力無法跨出第一步！」

在這個大家一窩蜂追求瘦身、健美體態的時代，我相信在耳濡目染下，許多人都會燃起減肥的念頭，但是要如何找到動力跨出第一步並持續下去不是件容易的事。

大家都會找一堆藉口來說服自己。例如有些人覺得自己胖胖的但沒有疾病，那就不需要減肥啦！還有一些朋友堅持自己不是肥胖，是水腫，這理由也讓我感到無奈；「骨架重」的這個觀點也是讓我傻眼，骨架外面包覆的脂肪與肌肉才是重點，骨架再怎麼重也不會讓你看起來胖胖的啊！還有人認為是遺傳基因讓他變胖的，因此永遠擺脫不了肥胖命運是合理的。

如果你總是說「沒時間運動、沒時間煮飯、減肥餐很難吃」，沒有下定決心就永遠擺脫不了肥胖；因此我需要你給我一週的時間，用這一週學習正確的營養知識，並執行一週的減肥菜單，你一定可以看到效果。找一週推掉所有的聚會專心執行吧！

當然你也可以找朋友一起採買、一起執行，有朋友的陪伴與督促，效果將會更加明顯。

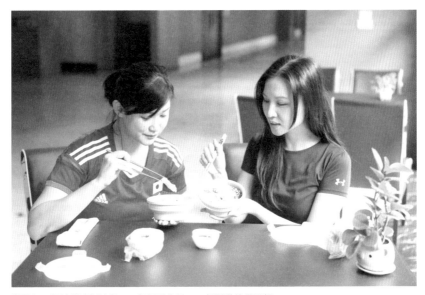

與朋友一起執行減脂計畫，一起採買食材，一起運動效果更好

我應該吃多少熱量？

　　減肥時，依照每個人體型、年齡、性別、活動量的不同，攝取的熱量也不同，如果你只是一味的降低熱量，認為「少吃就會瘦」，這樣可能會造成不良影響；以科學的角度來說，攝取的熱量低於消耗的熱量確實會變瘦，但在減少熱量攝取的同時，也降低了營養素的攝取量，缺乏某些營養素身體機能就會受影響，代謝異常會演變成「吃得再少體重也不會下降」，甚至出現後遺症，例如賀爾蒙失調、經期不正常等不良影響，且節食減重法的復胖率極高，不但失掉健康還瘦不了，真是得不償失。

　　因此，減肥時每日應均衡攝取六大類食物，且攝取的熱量不低於「基礎代謝率」BMR（Basal Metabolic Rate）的熱量，才能瘦得健康漂亮。

　　你可用以下公式計算出自己的基礎代謝率 BMR（Basal Metabolic Rate）

男BMR＝

（13.7 × 體重／公斤）＋（5.0 × 身高／公分）－（6.8 × 年齡）＋66

女BMR＝

（9.6 × 體重／公斤）＋（1.8 × 身高／公分）－（4.7 × 年齡）＋655

　　基礎代謝率是人一整天躺著身體要維持基本運作（呼吸、心跳、消化等）時消耗的能量。

例如

　　欣欣為33歲女性，身高160公分，體重 60公斤，一般通勤上班族，平日只有坐在辦公室的活動量，無運動習慣。我們把身高、體重與年齡帶入公式中，會得到欣欣的BMR＝1363.9大卡。

（9.6×60公斤）＋（1.8×160公分）－（4.7×33）＋655＝1363.9大卡

　　由於欣欣沒有運動習慣，所以要減肥時攝取的熱量以BMR為準即可。但如果你有運動習慣，或是因工作關係需消耗體力的人，只吃到基礎代謝率的熱量可能會覺得體力消耗太多而不舒服，所以你可以計算自己的「每日總熱量消耗」TDEE（Total Daily Energy Expenditure），TDEE就是你一整天消耗的總熱量，活動量大的人消耗熱量就會比沒有運動的人多，因此TDEE會比BMR高一些。

　　理論上，長期攝取熱量超過TDEE則體重上升，攝取熱量等同於TDEE則不變，低於TDEE則體重下降。把BMR乘上活動係數則得TDEE。

活動量係數如下說明：

活動量	描　述
1.2	久坐族／無運動習慣者
1.375	輕度運動者／每週一至三天運動
1.55	中度運動者／每週三至五天運動
1.725	激烈運動者／每週六至七天運動
1.9	超激烈運動者／體力活工作／每天訓練兩次

例如

　　欣欣無運動習慣，由表可知為久坐者，係數是1.2，因此TDEE則為1636.7大卡。

$$1363.9大卡 × 1.2 ＝ 1636.7大卡$$

　　若欣欣想要維持體重，則可攝取1636.7大卡；倘若想要減脂，熱量攝取可把TDEE乘上0.9作為參考值，或是直接以BMR為目標。

　　欣欣的BMR為1363.9大卡，TDEE乘上0.9則是1473大卡，因此可以把熱量安排在1364～1473大卡之間。

仔細觀察BMR的公式會發現：如果是同樣身高體重，但不同體脂肪的人，用上述的BMR公式計算則會是一樣的結果，但是體脂肪高低其實會影響代謝率。因此，若你有準確的體脂率數據，即可用另一個公式（Katch-McArdle公式）來計算BMR：

BMR＝370＋〔21.6 ×（100%－體脂率）× 體重（公斤）〕

例如：體重60公斤，體脂率33%的人（無論男女），就等於370＋21.6 ×（100%－33%）× 60＝1238大卡。

其實評估BMR有很多種方法，無論怎麼算都還是會有誤差，因此我們不用斤斤計較，主要是讓大家有所依據，熱量攝取不低於基礎代謝率即可。

3
除了控制熱量，選擇營養價值高的食物也很重要

現在市售商品或超商都有標示熱量，手機也有APP提供計算熱量的服務，但我們也不能只以熱量來決定一切，還要學會「均衡攝取營養素」，才能瘦的健康又漂亮！

什麼叫均衡的營養素？例如一個80克重的菠蘿可頌是362大卡，另一個是雞胸、生菜、吐司、堅果全加起來是355大卡，請你仔細思考，哪一餐的營養價值比較好？

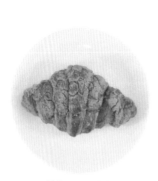

菠蘿可頌362大卡

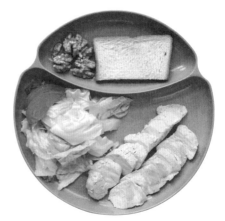

均衡早餐355大卡

　　以熱量來說兩者差不多，但營養素卻大不同，菠蘿可頌的營養成分是澱粉、糖、奶油，而均衡早餐是蛋白質、澱粉、堅果好油脂，以及蔬菜裡的纖維、維生素與礦物質，如果你的早餐只吃一塊麵包，飽足感低也沒有足夠的營養素，但如果選擇均衡早餐，營養價值高且有飽足感，也可避免你之後亂吃其他東西，這就是選擇食材的重要性。

　　再者，當你已懂得選擇健康的原型食物，卻沒有選擇正確的份量也是瘦不下來。例如，堅果是大家推崇的健康食物之一，當你只吃8克是45大卡，但吃40克就是225大卡，因此就算是再健康、再營養的食物，控制份量也是必要的，否則熱量過多也是會累積成體脂肪。所以健康減肥的主要原則是：選擇正確的原型食物，並選擇適合的份量，並非要你不吃。

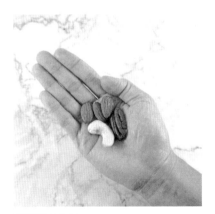

8克堅果45大卡

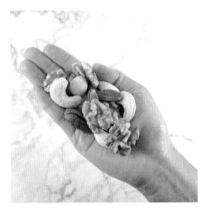

40克堅果225大卡

4

瘦身必備原型食物

　　在我設計的菜單中，會經常使用到高營養價值、減少加工或食品添加物的原型食物，一來是減少攝取不必要的醣類，二來是原型食物成分單純，計算份量會非常方便，學會分辨食物種類後，讓你將來無論是外食或是自備便當，都可以很快的抓到正確的份量，大幅降低復胖的機率。

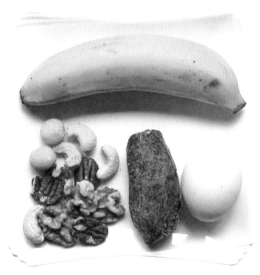

原型食物早餐-地瓜、雞蛋、堅果與香蕉

以下是我推薦的原型食物舉例，主要分成六大類：

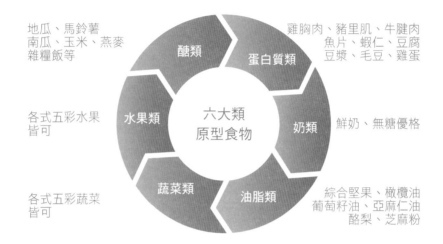

地瓜、馬鈴薯
南瓜、玉米、燕麥
雜糧飯等

雞胸肉、豬里肌、牛腱肉
魚片、蝦仁、豆腐
豆漿、毛豆、雞蛋

醣類　蛋白質類

各式五彩水果
皆可

水果類　六大類原型食物　奶類　鮮奶、無糖優格

蔬菜類　油脂類

各式五彩蔬菜
皆可

綜合堅果、橄欖油
葡萄籽油、亞麻仁油
酪梨、芝麻粉

什麼是原型食物？

　　原型食物就是「你看得出食物原本的樣子」，例如豬肉一看就知道它是什麼食物；然而如果是貢丸，雖然一樣是豬肉做的，但裡面卻添加了油、糖、鹽、磷酸鹽等調味品，即使貢丸的重量跟豬肉一樣，但熱量卻大不相同，這就是加工品危險的地方。因此當我們不了解食物的時候，還是選擇原型食物比較安全。利用原型食物準備餐點非常簡單，簡單舉例如下：

　　早餐：蒸地瓜＋水煮蛋＋香蕉＋原味堅果

　　午餐：雜糧飯＋蒸魚片＋涼拌豆腐＋炒青菜

　　晚餐：小火鍋（不要吃火鍋料）＋冬粉＋一顆蘋果

選擇健康的烹調方式

減肥期間不適合吃炸物，因此我們使用的烹調法就是：蒸、煮、炒、拌、烤這五種為主，我個人很推薦蒸或煮的料理方式，一來可以減少用油量，二來加熱溫度大約100度，較不易破壞食材中的營養素；或者你可以用烤的，但烤箱溫度控制不要超過200度，還要注意不要烤焦以免吃到致癌物。如果想要用煎的或炒的，也要注意油溫不要太高，避免產生油煙。

如何簡單快速烹調小技巧？

1 前製備可節省備料時間

食材買回來後先切好並分裝成小包冷凍保存，要料理前再拿出解凍即可料理，份量固定熱量也好安排，還能減少廚餘的產生。

　　以雞胸肉舉例，可先切成塊狀或是條狀，分成100克或150克一袋（依照自己每餐的食用量來分裝），再放冷凍庫保存，要料理之前拿下來解凍，用鹽、開水、米酒、白胡椒粉醃15分鐘即可料理；你也可以先把雞胸肉分裝後先調味，再放入冷凍庫保存，要吃的當天直接解凍後即可料理，這兩種方式都可以。我通常是當天才會醃肉，因為變化性會比較高，我偶爾直接燙，偶爾加蔬菜一起炒，醃料就可能不同。

雞胸肉150克

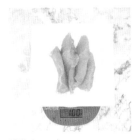
雞胸肉100克

用夾鏈袋裝起來冰冷凍，左150克，右100克

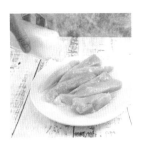
用鹽、白開水、米酒醃一下

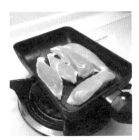
用煎鍋少油小火煎熟即可

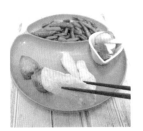
不要煎太久，雞肉會軟嫩多汁

2 冷凍蔬菜、冷凍毛豆很好用

　　冷凍青花菜、四季豆、蘆筍、毛豆等都屬於原型食物，而且冷凍蔬菜透過殺菌及急速冷凍技術使營養成分被保留下來，其營養價值其實也不差，如果真的沒時間買新鮮的蔬菜，偶爾使用冷凍蔬菜也是可行的。不過要注意的是，三色豆中只有紅蘿蔔是蔬菜，玉米與青豆仁是屬於澱粉類，因此要控醣的人要注意份量。

3 善用料理工具

　　想要快速上菜，最節省時間的方式就是多種料理工具一起使用，例如可同時用電鍋蒸、烤箱烤，再加上瓦斯爐煮、煎或炒，一下子至少三道料理可以同時進行，30分鐘內就能快速出菜。

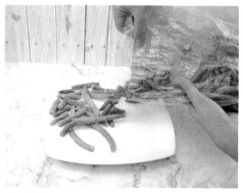

冷凍蔬菜復熱就可以上桌

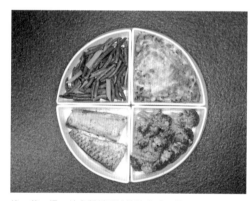

烤、煎、燙、炒多種料理法快速完成一餐

左頁的右圖是我某天下班後的晚餐，我先把焗烤咖哩百菇放入烤箱烤，接著一個爐子慢煎鱸魚片，另一爐子煮一鍋水燙青花菜，接著炒鍋炒四季豆，30分鐘就完成一餐。

4　一鍋料理

沒有料理天分的人可用「一鍋料理」快速製作減肥餐。例如煮一鍋蔬菜湯，裡面有足夠的蔬菜、肉片或雞肉、香菇、玉米等原型食物，蔬菜類、蛋白質類、澱粉類都有了，只需要加一點鹽調味即可，就算沒有廚藝也能快速搞定一餐。

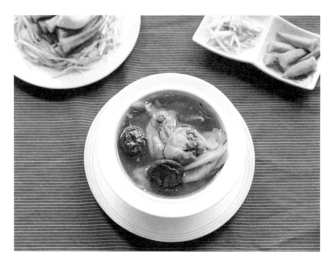

把雞腿、香菇、蔬菜、牛蒡加入水後煮成一鍋，非常快速又營養均衡

減脂時最怕嘴饞，嘴饞可以吃什麼？

　　總有人好奇「營養師不會嘴饞嗎？會想吃宵夜嗎？」我當然會嘴饞，而且有時也是會吃宵夜，只不過吃的量我會控制，食物也會慎選；當嘴饞時我是這樣做的，歡迎大家參考。

　　若晚餐太早吃或是吃得少，晚上十點左右會有飢餓感，這時候我的步驟是：

回想一天總攝取量

　　如果一整天吃得很正常（沒有大餐），沒有超過我的TDEE，我會「考慮」吃一點宵夜。那麼「考慮」的意思是？

問自己：我要幾點睡覺？

　　如果我12點才要睡，我會吃宵夜，如果我11點要睡，我就不吃，因為胃排空時間約兩個小時，10點吃東西到11點還沒消化完全，此時躺下睡覺胃會脹脹的（消化不良），因此要給胃足夠的消化吸收時間，吃宵夜要在睡覺兩個小時之前。

再來，要選擇適合的食物

　　熱量控制在100大卡以內，不能太油膩或太大量，否則胃排空時間延長，胃不能好好休息；也不能太鹹，否則隔天會水腫，例如有些市售舒肥雞很鹹要注意鈉含量；市售低卡產品也是一種選擇，但若選海苔片當宵夜，則不能吃太多，雖然海苔低熱量，但鹽分高易造成水腫，所以吃低卡產品要學會看營養標示，選擇鹽分少一點的，然後計算熱量，例如：低卡冰淇淋一桶267大卡，吃三分之一桶大約是100大卡，所以我最多吃三分之一桶，學會計算熱量，偶爾吃一點宵夜或點心也不是罪過。以下，幫大家整理了幾項嘴饞時可以吃的食物。

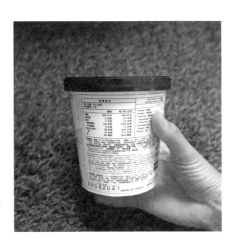

就算是低卡冰淇淋，一桶熱量也有267大卡，不要全吃完，吃三分之一就好

嘴饞可吃1 蔬菜湯

有時間的話我會煮一大鍋蔬菜湯，除了吃飯時可以喝，在嘴饞或是宵夜時加熱一下就可以喝，食材全都是蔬菜熱量較低，熱湯又可以暖和身體，因此蔬菜湯是我最推薦的冬天嘴饞點心首選。

嘴饞可吃2 無糖豆漿

運動後喝一杯豆漿，不只提供優質蛋白質與水分，一杯豆漿下肚飽足感就起來了，嘴饞的感覺也會大幅降低。

嘴饞可吃3 無糖茶類

選擇無糖的各種茶類飲料，因為是無熱量，所以多喝兩杯也沒問題。

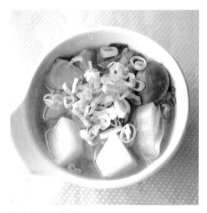

低卡蔬菜味噌湯

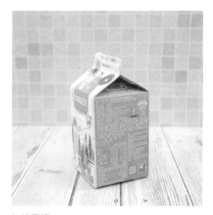

無糖豆漿

嘴饞可吃4　水果一小顆

　　一個拳頭大的水果熱量約60大卡，水果可提供糖分、膳食纖維、維生素與礦物質，營養價值高又可提供飽足感，是不錯的點心選擇。要記得吃新鮮水果而非果汁，才能攝取到完整的營養素。

嘴饞可吃5　海苔片

　　想吃鹹食卻懶得煮蔬菜湯時，我會吃海苔片，不過有些市售海苔的鹽分較高，要注意份量食用，如果5片的海苔不能阻止你的嘴饞，你可以搭配溫開水或是一杯茶，海苔加上水分也可以填飽你的胃。

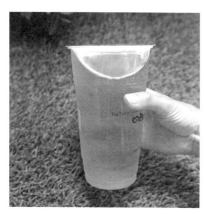

無糖茶

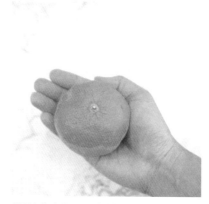

拳頭大的水果一顆可概算60大卡

嘴饞可吃6 原味堅果

　　堅果是油脂類，油脂類最大的優點是提供飽足感，並延緩胃的排空速度，記得細嚼慢嚥讓飽足感提升，且不要過量攝取即可。我嘴饞時常會泡杯茶搭配堅果，油脂加上水，胃馬上被填滿而且飽足感超高。

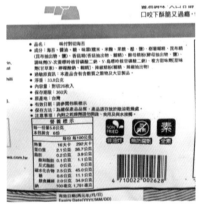

海苔熱量較低但鈉較高，一次5片即可

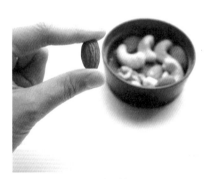

買原味堅果，無調味的最佳

　　另外你也可以調整進食順序，改成先喝湯→再吃蔬菜→豆魚蛋肉類→主食類，按照健康的進食順序便不容易感到餓，也可以減少吃零食的慾望。

聽說⋯⋯吃麵包會胖？吃全麥麵包不會胖？

「我一吃麵包就胖！」「麵包只能吃全麥麵包，比較不會胖。」

這些是我在營養諮詢時常聽到的話，很多人認為減脂時對麵包要敬而遠之，一口都不能碰才能減肥成功。但其實這都是迷思，你只要了解「總量控制」，偶爾吃自己喜愛的麵包類食物就不會感到那麼罪惡了。

首先，你先了解麵包的組成，麵包的主要組成是「麵粉、油、糖」，拆解開來看就是「澱粉類、油脂類、糖」，跟我們吃的主食飯類或是麵食比起來，多的部分就是「油脂」。加上你的麵包如果有餡料，如紅豆餡、奶油餡、芋頭餡、花生醬、奶酥等，就會再多了更多的油脂與糖。如此拆解麵包，你就會發現一個麵包的糖與油脂非常高，跟我們的瘦身菜單比起來，你吃一個麵包就幾乎是一天的醣量與油脂量，如果你天天吃一個以上的麵包，不知不覺就累積了許多糖與油脂，這就應證了「吃麵包會胖」的傳言。

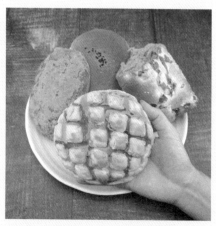

麵包並非不能吃，而是要看整體的搭配、份量控制與麵包的種類而定

但是，如果我的麵包選擇是沒有奶油餡的小餐包，或是糖與油脂量較低的吐司、漢堡皮等，並搭配蔬菜（例如生菜、小黃瓜、大番茄）、蛋白質（例如蛋、烤肉片）等食物一起吃，熱量就得以控制，營養素也較多元，這樣吃麵包類就不會攝取過多的油脂與糖了。

「那全麥麵包呢？是不是吃全麥麵包就不會胖？」

這也是錯誤的說法。尤其市售的全麥麵包並非全是由全麥麵粉製作，通常需加入精緻麵粉，才能讓全麥麵包比較不乾硬，銷路也會比較好，且為了讓全麥麵包更柔軟好吃，反而可能加入過量的糖或是油來改善口感，這是我們購買商品時不能忽視的地方。不過如果要吃麵包，我們仍會推薦以全麥麵包為優先的原因，是因為全麥麵粉所含的營養價值，如維生素B群、纖維質等比精緻麵粉高出許多，但也不是全麥品項就可以多吃，份量控制還是一大重點。因此若想吃麵包或吐司，選擇全麥產品並且克制份量才是正確的吃法。

7
減肥搭配運動更有效，我該如何進行？

選擇適合自己的運動

　　有氧運動與無氧運動的好處各有不同，有氧運動可以消耗脂肪，訓練心肺功能，無氧運動可以增加肌肉，增加基礎代謝率。如果你屬於體脂肪超過30％以上的泡芙女，建議你以有氧運動為主，先將體脂肪降到30％以下，之後再逐漸增加無氧運動的時數，幫助雕塑肌肉的線條。

　　不過我發現大家常犯的一項錯誤，就是「以為有流汗就是有效運動」，如果天氣熱一點，你光走出去就有流汗了，再隨便動個30分鐘，其實你也沒消耗掉多少熱量，接著再來喝乳清蛋白或是補充運動後點心，在沒有「有效運動」的情況下又補充熱量，長久下來對於控制體重一點幫助也沒有。因此我們要知道什麼叫做「有效運動」。

通常我們是看有無達到最大心跳速率的百分比來確認是否有效，比較要求的人可用運動手環測量計算自己的最大心跳速率，但沒有運動手環的人也沒關係，你可簡單依照「喘的程度」來辨別是否有效，可參考下方說明：

有氧運動	依靠氧氣代謝來燃燒脂肪、消耗熱量的運動
	慢跑、游泳、韻律操、騎腳踏車、登山、上下階梯、有氧舞蹈
	達最大心跳率的65%～85% 會有點喘，心跳比平時稍快，但還可以稍微與旁人講話的程度
	降低體脂肪，訓練心肺功能
無氧運動	藉由短時間的爆發力、較高的運動強度來健身
	重量訓練、短跑、拔河、伏地挺身、舉重、跳高、跳遠、深蹲
	達最大心率的90% 心跳速率比平時快很多，且在運動時無法與旁人講話
	生成並鍛鍊肌肉，增加基礎代謝率

運動前要不要吃東西？

網路上有很多資訊在說運動前後要吃點心才能增肌減脂，但其實不同程度的目標會影響你的運動項目與飲食內容，因此需要先想清楚自己的狀況再來安排飲食與運動，並非所有人都需要補充點心。

我把運動強度與需求分類成三種，依這三類各有不同的點心補充方式：

★運動入門者

從來沒有運動習慣的人，現在開始想用運動減體脂肪。

★中強度運動者

體脂肪已在標準範圍，想擺脫鬆垮的贅肉產生優美的線條。

★高強度運動者

想鍛鍊出更多結實的肌肉／更大塊的肌肉。

運動入門者 降低體脂肪，不攝取過多熱量

如果你是體脂肪超過30％的泡芙人，你可先從有氧運動開始，把心肺功能鍛練起來，以降低體脂肪為目標，例如慢跑、踩腳踏車、游泳等都是不錯的有氧運動。

由於是剛入門的階段，你的運動強度並不會太高，時間以30至60分鐘為準，因此，此階段的你運動前只要不是空腹太久，其實並不需要特別補充什麼食物，除非你是早晨剛睡醒，空腹已超過7小時的情況下，你可以吃完早餐再去運動，如果真來不及進食，需補充一點復合式的醣類再出門去運動，複合式的醣類例如一杯牛奶麥片或是吃2至4片蘇打餅乾，回來後再吃一頓豐盛的早餐。

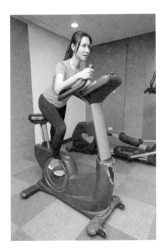

健身車適合運動入門者

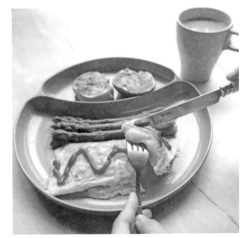

運動後可吃均衡的早餐，千萬不要餓肚子，例如起司蛋包加小餐包夾無糖花生醬，另燙蔬菜一份，再加無糖拿鐵為一份均衡的早餐

在30至60分鐘的有效運動後，你可著重補充蛋白質與醣類的點心，熱量控制在150大卡左右即可，例如一杯300cc的微糖豆漿或是200cc鮮奶即可，不需要太高熱量的食物，避免熱量攝取過多，但如果你運動後馬上會吃一頓均衡的早餐，那就不用額外補充點心。

中強度運動者 增加肌肉量，補充蛋白質

當你的體脂肪已控制在標準範圍，目標是增加肌肉量時，你應該要增加重量訓練（無氧運動），此時運動強度會增加，肌肉耗損的機會也會變大，因此在運動前需要補充低GI醣類，能避免

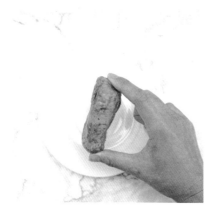

地瓜60克約15克醣

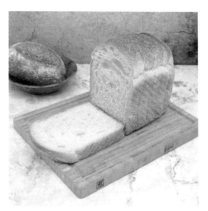

吐司一片約有25至30克醣，讓你有足夠的醣量做中強度運動

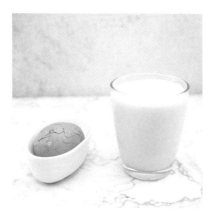

運動後常見點心：豆漿搭配茶葉蛋

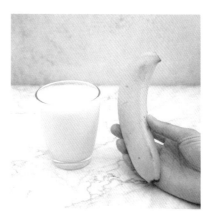

運動後常見點心：香蕉搭配鮮奶

運動時肝醣耗盡而影響運動表現，也可降低肌肉的流失；例如在運動前30分鐘吃60克地瓜，或是吐司一片，這樣就有足夠的能量讓你執行接下來的運動。

　　在60分鐘左右的運動之後，如果你的肌肉感到無力、疲勞，表示運動有達到效果，這時需要在運動後2小時內補充高GI醣類，來幫助肌肉恢復疲勞，並補充蛋白質食物幫助肌肉修補；例如:有糖豆漿300cc加一顆茶葉蛋，或是鮮奶300cc加一根香蕉，這樣的食物搭配醣類與蛋白質都很足夠。同樣的，如果你在運動後要吃一頓正餐就不用額外補充點心了。

高強度運動者 補充適當養分幫助運動效果

　　進行高強度運動之前，你需要補充足夠的低GI醣類，避免肌肉耗損並提升運動表現，例如地瓜120克，或是吐司一片皆可。運動後你會明顯地感到肌肉疲勞、無力甚至有點發抖，這是因為肝醣被消耗殆盡，可能也會有明顯的飢餓感，此時若沒有馬上吃

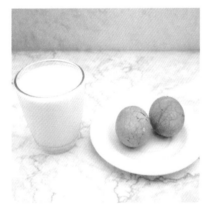

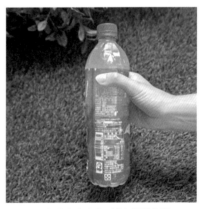

高強度運動後營養補充要足夠：茶葉蛋2顆＋鮮奶300cc

長時間且高強度的運動可補充運動飲料

正餐，你一定要記得補充點心，例如香蕉 1 根加上茶葉蛋 2 顆，或是鮮奶300cc加上一顆小蘋果；如果你的運動強度非常強，你可以把蛋白質的量再增加，必要時可用乳清蛋白飲來快速補充蛋白質，幫助提升增肌效果。

運動中隨時補充水分

　　無論是哪一種強度的運動都要隨時補充水分，除非進行高強度耐力型的運動，例如鐵人三項、馬拉松長跑等，可另補充運動飲料，其他只需補充水分即可。

　　依據三種不同目標與運動強度準備運動前後的點心，不要耐著飢餓做完運動，也不要過度攝取點心，才能達到增肌或減脂的目標。

	運動前30分鐘	運動中	運動後30分鐘～2小時
運動入門者	不一定要特別補充	水	微糖豆漿300cc 鮮奶300cc
中強度運動者	地瓜60克 蘇打餅乾4片	水	有糖豆漿300cc＋1顆蛋 鮮奶300cc＋1根香蕉
高強度運動者	地瓜120克 吐司一片	水 運動 飲料	香蕉1根＋蛋2顆 鮮奶300cc＋1顆小蘋果 超高強度者可再補充乳清蛋白飲

運動後吃東西不會胖嗎？

　　想要增肌又想減脂時，你可能會擔心「運動後吃了點心會增加熱量，反而越吃越胖怎麼辦？」這時候可以這樣做：把規劃要攝取的醣類擺在運動前後吃。例如，早晨起床後要去慢跑，早餐內容是「地瓜一顆＋茶葉蛋一顆＋鮮奶一杯＋蘋果一顆」，這時在運動前你可以先把地瓜吃了；在運動後，再把剩餘的早餐吃完，如此一來既控制總熱量，又不擔心運動時沒體力，運動後還能補充足夠的營養。

　　或是下班後要去健身房，那麼你可以先在運動前吃蘇打餅乾2片（或地瓜60克），運動後你吃的正餐飯量需扣除運動前吃的蘇打餅乾2片的醣量（等同於四分之一碗飯）；如果你的飯量原本是半碗，因為運動前已經吃了蘇打餅乾或地瓜一小塊，因此正餐的飯量就只剩四分之一碗。在總量控制之下，熱量就不會超標了。

第二部分

外食陷阱多，減肥期間該怎麼吃？

多油、多鹽、多糖是減肥的禁忌，三餐都吃外食的人很容易越吃越胖。外食族的享瘦原則有哪些？這裡都幫你整理好了。

外食對策 1

外食族的三餐，可以靠便利商店？

　　外食餐廳烹調大部分是多油、多鹽、多糖，所以三餐都吃外食的人實在太難控制熱量，很容易就越吃越胖。沒時間做料理的人也別擔心，便利商店有很多商品都是健康取向的，挑對了一樣可以吃得很健康。

便利商店的購買原則

　　便利商店的商品都有食品營養標示，我們可以很快速地確認成分與熱量，但別忘記購買原則一樣是盡量選原型食物，也不要只看熱量不看營養素，選到都是以醣類或油脂為主的空熱量食物，這樣就算把熱量控制住，對於減肥一事也沒有多大的幫助。

  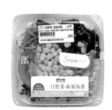

超商的茶碗蒸、生菜沙拉、水果

以下是我推薦的超商食物舉例，主要分成六大類：

御飯糰、壽司
無糖燕麥飲
烤地瓜等

豆漿、茶葉蛋
茶碗蒸

醣類

蛋白質類

六大類
超商食物推薦

水果類

奶類

香蕉、蘋果
芭樂、西瓜等
各種當季水果

鮮奶
無糖優格

蔬菜類

油脂類

生菜沙拉、香菇
關東煮的蒟蒻、白蘿蔔
玉米筍、娃娃菜等蔬菜

無調味堅果隨手包

生菜沙拉的醬我通常選和風醬，熱量比較會低一點，如果怕太鹹的人可以加一半就好，偶爾我還會另外加5到10克的原味堅果補充好油，除了增添優質的不飽和脂肪酸、礦物質與維生素外，沙拉的口感也會變得更好。

走入超商會有很多飲料在吸引著你，記得不要選含糖飲料就好，例如選無糖的茶類、黑咖啡皆可，或是自行準備開水，減肥時含糖飲料是大忌，一定要克制。

超商裡的泡麵快速又方便，有人會問：「想吃泡麵時該怎麼吃？」首先，幫泡麵澄清一下：泡麵不含防腐劑，因此別擔心吃泡麵會變木乃伊。但為何泡麵保存期限較長？這是因為麵體經過脫水處理（例如油炸或乾燥），且經高溫烹調殺菌，加上脫水讓微生物無法生存，包裝時密封起來即可延長保存期限。換言之，

當泡麵開封或有破損後，泡麵接觸空氣一樣很快就腐敗。不過，因泡麵鈉含量很高，一份泡麵的鈉就接近每日的建議攝取量（＜2400毫克），且沒有蔬菜類，蛋白質又偏低（大多沒有肉類），因此被歸類在營養不均衡的食品。然而如果你吃得有技巧，偶爾吃一碗泡麵是沒問題的。

泡麵的健康吃法

- 減少麵體上的油：若為油炸麵，可把麵體先沖一次熱水，倒掉熱水後再繼續泡麵。
- 調味少一半：調味包多半有味素、香料或其他添加物，少放一半調味料其實也很夠味，又可減少鈉的攝取。
- 多加蔬菜：超商內有很多蔬菜選擇，例如白蘿蔔、玉米筍、菇類等，拆封就可以加入泡麵，增加纖維質與植化素，飽足感也會提高。如果是在家中煮泡麵，放入青菜或高麗菜一起煮也是增加纖維的方法。
- 加一顆蛋：加一顆滷蛋或茶葉蛋，即可輕鬆增加當餐的蛋白質，讓營養素更均衡。如果在家中煮泡麵，打顆蛋一起煮不僅健康又更美味。

 健康小常識

外食小技巧

三餐都必須外食的人，我建議早餐去超商選擇，看營養標示來選擇食物比較安全；午晚餐則去自助餐選菜，夾菜時進量避免過多菜的湯汁或燴汁，因為燴汁通常是油脂與醬料的來源，有許多不必要的熱量。

外食對策
2

外食族的早餐要怎麼挑選？

中式早餐

看著中式早餐店琳琅滿目的菜單你一定會發現：怎麼都是澱粉類居多？

早餐吃飽很重要，但如果長期吃油煎、油炸的澱粉類食物，你很難不發胖。例如油條、酥餅、燒餅、蘿蔔糕、鐵板麵等皆為澱粉類，澱粉的吸油率很高，像油條原本一條細細的麵糰放到油鍋去炸，吸飽了油之後，脹大成兩倍大的吸油麵糰，油條基本上就是油加上麵粉，沒有高價值的營養素如蛋白質或纖維，至於酥餅或燒餅則是在麵糰裡揉進大量油脂，才能有香酥脆的口感。單純一份燒餅是250大卡，油條是230至280大卡，再搭配500cc奶茶一杯，一個早餐熱量超過700大卡，而且營養成分全是澱粉加油脂，熱量非常驚人。

飯糰熱量也不低，但現在有販售紫米飯糰，且不加油條改為煎蛋一顆或是肉片一片，讓營養價值提高，熱量也降低了不少。

雖然一份紫米飯糰的熱量是400至450大卡，但至少營養價值比燒餅油條好。

蛋餅一份的醣量約30克，我們可選蔬菜蛋餅或豆芽菜蛋餅這種含有蔬菜的蛋餅，不僅營養素較好，還有纖維質提供飽足感，熱量也只有285大卡，再搭配一杯無糖豆漿500cc，這樣的早餐也很健康。

蘿蔔糕一份大約是350至400大卡，再加上一顆蛋約450大卡，如果真的想吃蘿蔔糕，建議與家人分享，

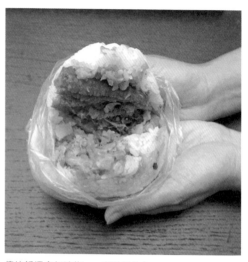

傳統飯糰會加油條，一顆熱量約為530大卡，且營養成分大多為澱粉類與油脂，不建議常吃。

淺嚐即止，另外再吃點蔬菜蛋餅補充蔬菜比較適合。

早餐店最令人擔心的就是飲料，無糖豆漿算是不錯的選擇，但如果選擇由奶精做成的奶茶或咖啡，那就是油脂類加砂糖的組合，對健康會造成很大的危害。要記得奶精是油不是奶類，如果能選擇由鮮奶做成的鮮奶茶或拿鐵比較好，或是自己準備紅茶包，泡杯無糖紅茶比較健康。

西式早餐

漢堡、三明治是西式早餐常見的品項，只要選擇正確的搭配，還是能吃到健康的西式早餐。例如避免火腿、培根、肉鬆等

加工品，不要選炸雞或炸豬排，選烤豬里肌、烤雞等原型食物熱量就會減少許多。

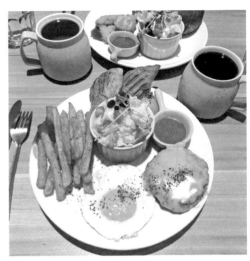

這樣一份早午餐約為800大卡，但如果我們不要吃薯條、麵包吃一半，紅茶換無糖，一份吃下來約為500大卡。

像是烤雞生菜三明治通常是去邊吐司兩片加上生菜或大番茄、烤雞肉，這一份熱量約360至400大卡，但有肉、有蔬菜、有澱粉，算是很均衡的一餐，若能請老闆不要加沙拉醬更好。漢堡的熱量會較三明治高一些，同樣的烤雞生菜等配料，換上漢堡皮則變成430至470大卡，所以減脂期選三明治比漢堡好。由於一份三明治已有400大卡的熱量，因此飲料部分就要選無糖飲料，免得增加負擔。

至於厚片吐司、丹麥土司的醣類與脂肪較高，且缺乏蛋白質與纖維，因此較不推薦，其他炸物如麥克雞塊、薯條、薯餅等炸物在減脂期也要避免。

餐廳的早午餐也屬於西式早餐的一種，比較好的是有生菜沙拉，生菜的醬選擇少油的和風醬比凱薩醬好，飲料部分請老闆做成無糖更健康。如果去餐廳吃早午餐，一樣要避免炸物、減少麵包類攝取並增加蔬菜類，如此一來出門享用早午餐也沒問題。

外食對策 3

便當店，飯食類的選菜原則

選擇便當菜時，除了主菜選肉類外，其他配菜盡量選蔬菜類為主，要記得少油炸、少醬料、少加工品、少勾芡，要多選五彩蔬菜。現在有些便當店會提供雜糧飯，這也不錯，但不能因為是雜糧飯就多吃了一點，一樣要控制飯量，因為雖然雜糧飯的維生素、礦物質與纖維等營養價值比白飯好，但熱量與醣量是相似的，減肥期間還是要控制份量才行。

滷肉飯、焢肉飯、雞絲飯

焢肉為高脂肉類，因為副菜的不同，一個焢肉飯便當最高可達900大卡，而滷肉飯便當的肉雖較焢肉少，但油脂含量也是高，因此減脂期不適合吃焢肉飯或滷肉飯便當。雞絲飯便當的雞絲屬於低脂肉，熱量比滷肉或焢肉低，因此雞絲飯便當倒是種選擇。通常一個便當的飯量約為250克重，只算飯的熱量就有350大卡，如果全吃完熱量實在太高，所以飯量要請老闆減半，且不要淋雞油，副菜要選蔬菜類，但便當店的炒法會很油膩，把菜夾起後你

會看到一層厚厚的油，所以要瀝一下油再吃，減少烹調用油的攝取。當我們把飯減少、不淋雞油之後，一餐熱量也能控制在500大卡左右，而且蔬菜、肉與澱粉都有吃到，且營養素較均衡。

雞腿飯、排骨飯

無論是炸雞腿或是炸排骨便當，只要是炸物熱量都非常高！生的排骨肉（120克重）一片熱量為257大卡，經過油炸後熱量暴增為370大卡。一隻生的大雞腿（175克重）熱量為375大卡，經過油炸熱量就高達580大卡，光一隻炸雞腿已超過瘦身菜單一餐的熱量，再加上飯與副菜的熱量，一個便當也是逼近1000大卡，因此減肥期間千萬別選炸物便當。有些加工品也不適合吃，例如炸魚排、炸花枝排、炸蝦捲等熱量都很高，應選滷雞腿便當、白斬雞、蒸魚便當，並請老闆把飯減半、副菜選蔬菜類，才能有效控制熱量。

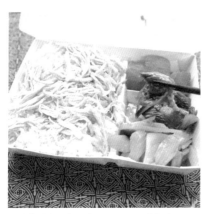

便當菜的油通常很多，要瀝一下油再吃

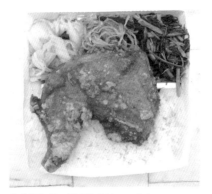

炸雞腿便當一份可能高達1000大卡

燒臘便當

　　一個燒臘便當熱量約為800至900大卡，如果配菜有勾芡或烹調用油較多，甚至超過1000大卡。烤鴨、烤雞的脆皮是因為醃料中含糖，經過烘烤後雖然香氣十足，但熱量也是驚人。叉燒是由五花肉製成，本身為高脂肉類，因此熱量更高，且燒臘便當的飯量很多，對於活動量高的人或是成年男性來說是足夠的，但對要減脂期的女性來說就過量了。

　　像這樣正常一個三寶飯便當，飯若只吃五分之二可減下210大卡，副菜的部分全部選蔬菜類的話熱量會少很多，記得把菜餚的油瀝掉再吃。通常減肥期間不應該選這麼大一個便當來吃，如果一定要吃，就要跟朋友或家人分著吃，熱量才不會過量。

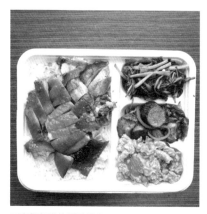

三寶飯便當的飯量很多

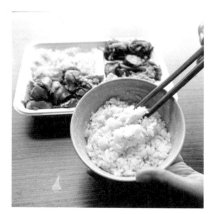

如果飯只吃半碗可減下210大卡

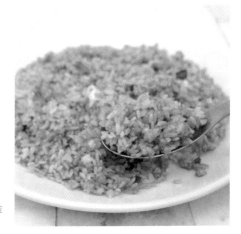

炒飯需要很多油炒，飯粒
才能粒粒分明

炒飯、燴飯

　　炒飯燴飯類是大多數人忽略的熱量炸彈，因為這種料理需要大量油去炒，甚至是用豬油去炒的更是香氣十足，且為了讓顧客吃飽，一份炒飯通常需要兩碗的飯量！兩碗飯的熱量就已經560大卡，加上烹調用油與肉絲或海鮮等配料，一份炒飯約700至800大卡，甚至有時候吃完還能在便當盒底看見一層油，不知不覺吃下許多負擔。如果要吃炒飯，建議買一份與家人分食即可，並多燙一份青菜補充纖維質，提供飽足感並且營養素更均衡。

蛋包飯

　　茄汁蛋包飯是最基本的蛋包飯，通常蛋包飯的組成是一顆蛋煎成的蛋皮，加上250克的炒飯（可能有少許火腿或肉絲），再

加上番茄醬與油的熱量，一份蛋包飯約為590至600大卡。看到這裡你就知道問題了，蛋包飯飯量比平常吃的多了150克且沒有蔬菜。所以如果你要吃蛋包飯，其他兩餐就要多吃蔬菜補回纖維質。

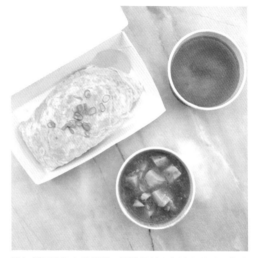

蛋包飯通常沒有蔬菜類，要從另外兩餐補充蔬菜；燴汁的熱量較高，減脂期不適合加燴汁。

不過，如果你點的是咖哩蛋包飯或麻婆豆腐蛋包飯，就還要額外加上燴汁的熱量，前面我有提到燴汁含有較多的油與太白粉勾芡，一盒燴汁熱量介於120至150大卡，因此要吃蛋包飯盡量別選有燴汁的蛋包飯。外食附的味噌湯通常裡面沒什麼料，熱量不會太高，只要不會太鹹，喝完沒關係。

日式丼飯

吃日式丼飯，如牛丼或咖哩飯「中碗」的飯量約為200克，而「迷你碗」的飯量約為150克，如果是減脂中的女性，迷你碗的飯量就很足夠，因為150克的飯熱量就已經210大卡。另外要注意，丼飯很容易缺乏蔬菜，因此要再加一份蔬菜比較均衡。

　　以迷你碗的份量來說，牛丼一份熱量為500大卡，如果是秋葵牛丼則約525大卡，青菜一份約70大卡，味噌湯熱量約40至50大卡，因此一份牛丼套餐（牛丼、味噌湯、青菜）約610大卡，秋葵牛丼約635大卡。秋葵牛丼的青菜與肉量足夠，除了對減脂期或體型較小的女性來說，飯量有點超量之外，還算是均衡營養的一餐。

　　咖哩飯迷你碗的咖哩醬汁大約290至300大卡，加上150克的飯，整體約500大卡，但是因為燴汁多肉少，因此醣量比牛丼多，且由於蛋白質不夠，如果要吃咖哩飯要再加一顆溫泉蛋營養才足夠，加上蔬菜量也不夠，要再加上青菜纖維質才夠，再喝一碗味噌湯，這樣一份套餐熱量約695大卡。

　　這樣分析下來，你應該了解「勾芡燴汁」的熱量較高，因此有咖哩醬、奶油醬的料理在減脂期要避免。其他單品如唐揚雞、可樂餅等炸物油脂量高，若是在減脂期千萬別加點喔！

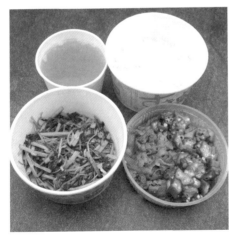
秋葵牛丼＋青菜＋味噌湯一份套餐共為635大卡

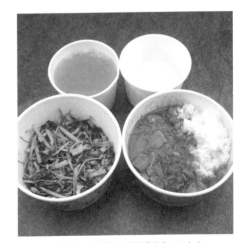
咖哩飯＋青菜＋溫泉蛋＋味噌湯共為695大卡

石鍋拌飯

　　石鍋拌飯的蔬菜量多，在瘦身時期也是一種選項，但是要注意的是石鍋拌飯的飯量大約為一碗半，且會淋上韓式拌醬，韓式拌醬含糖、油與調味品，不僅熱量高納含量也高。因此請店家把醬料減半或是不要淋醬，吃的時候把飯量減半，如果遇到調味較重的店家，請酌量食用醃菜（如泡菜）。石鍋拌飯的蛋白質來源為牛肉片或豬肉片與雞蛋，可全部吃完。

鐵板類

　　鐵板燒的主菜通常為豬、雞、牛、海鮮，相較之下花枝、魚、雞肉等脂肪含量比牛或豬低一點，因此主菜選低脂肉類較佳。鐵板燒是單人料理，因此請老闆客制化會比較容易，通常會有兩份蔬菜如豆芽菜、高麗菜或空心菜，請師傅少油少鹽料理

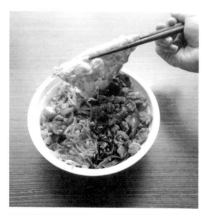

韓式拌飯的蔬菜量多，但飯量與醬料應減半

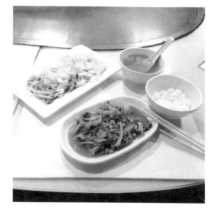

鐵板燒請師傅調味清淡一點

的話，蔬菜類可全部吃完。至於使用在主菜上的黑胡椒醬或磨菇醬，油脂較多，需請師傅不要加醬，只用鹽與醬油調味也很好吃，飯的份量只吃四分之一碗至二分之一碗，清湯可以喝一碗。最後甜飲料就別喝了，改喝白開水，如此一來減肥期間就算是鐵板燒也能安心享用。

健康便當

現在市面上有許多健康便當標榜健康、健身或減肥需求，無論行銷話術講得有多麼好聽，你仍要依照自己的體型與需求去挑選份量才對。例如有些健身餐的澱粉量比較高，你可以要求把飯量減半或是改吃地瓜，搭配他們的少油蔬菜，這樣就比較適合。肉類則是選擇魚、去皮雞肉、豬里肌肉、牛腱肉為主菜選擇為佳。

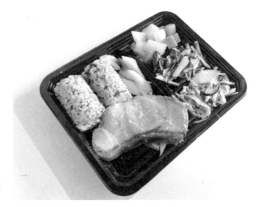

就算是健康便當，吃的份量也是要經過計算才比較恰當

外食對策 4

麵店，麵食類的挑選原則

牛肉麵

　　一碗市售牛肉麵的麵量大約是240至300克，如果能請老闆把麵減半，或分一半的麵給家人吃，可省下140到160大卡。牛肉湯雖然好喝但通常較油膩，請不要全喝完，如果有清燉牛肉麵，其熱量會比紅燒牛肉麵少，不過湯也是別全喝完。除了減少油脂攝取外，若你是容易水腫的體質，喝了那麼多牛肉湯也會因為鈉鹽太高而水腫。再者因湯麵的蔬菜通常不多，需要多點一份燙青菜來補足纖維質，並請老闆少加一點油蔥會更好。

陽春麵、乾拌麵

　　一般乾麵料理的熱量會比湯麵還高，因為乾麵的醬汁調味較重，油脂易吸附在麵體上，例如肉燥陽春乾麵約425大卡，而陽春湯麵則為325大卡，如果不喝湯熱量更低，只剩下250大卡，所以盡量選湯麵別選乾麵，再加點一份燙青菜與滷蛋，這樣營養較均衡。

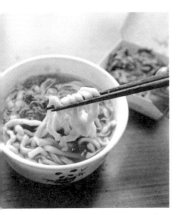

牛肉麵請老闆麵量減半，或分一半的麵給家人吃，另再點一份燙青菜

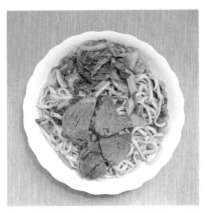

牛肉乾拌麵醬料多，且麵體易吸附油，熱量會比牛肉麵還要高

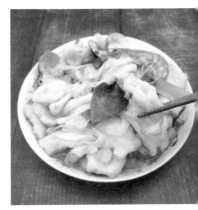

麵疙瘩是澱粉類，炒麵時麵體會吸油，所以吃一碗即可，再搭配燙青菜較均衡

炒麵、炒麵疙瘩

　　麵疙瘩、油麵等也是常見的麵食類，製作油麵時會加鹼（例如三偏磷酸鈉、碳酸鈉、碳酸鉀）來增加Q彈的口感，因此高血壓患者應少吃油麵，避免攝取過多的鈉影響血壓。吃炒麵時我通常會選海鮮配料的炒麵，而非肉絲炒麵，因海鮮屬於低脂肉類，脂肪含量低一點，熱量也少一點；麵的部分我會只吃一小碗左右，另外要再加一份炒青菜纖維比較足夠。所以想吃這類的麵食一定要與家人分享，千萬別一個人吃完一大盤。

水餃、鍋貼（煎餃）、餛飩

水餃的外皮是麵粉，內餡是豬絞肉加上高麗菜，普通大小的水餃一顆熱量大約是60大卡，吃10顆就有600大卡，因此減脂期吃6到8顆即足夠，再加上兩份蔬菜類，例如燙青菜或切一盤海帶，蔬菜類熱量低又可提供飽足感，這樣一餐500大卡左右，便不會吃下太多的熱量。進食順序也改成先吃蔬菜類，最後再吃水餃，這樣飽足感會大增，水餃也不會吃過量。

如果把水餃拿去煎，就變成了鍋貼（煎餃），但麵粉的吸油率很高，因此原本水餃一顆60大卡，拿去油煎後加上油的熱量就變成75大卡。如果你吃8顆煎餃，輕易就達到600大卡了，因此要減脂還是選水餃比較恰當，還能避免吃到太多的油。

至於餛飩就是皮薄一點的水餃，大約兩張餛飩皮等於一張水餃皮，因此餛飩的醣量比較低。你可選鮮肉或鮮蝦餛飩湯（6顆），再切一份海帶豆干，這樣一餐約450至475大卡，也是不錯的一種外食吃法。

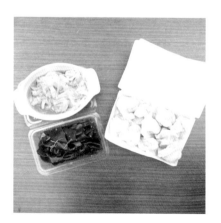

吃水餃要記得搭配蔬菜

外食對策 5　小火鍋、河粉米線、台灣小吃的吃法

小火鍋、臭臭鍋、泡菜鍋等

　　小火鍋的內容物有肉片、豆腐、火鍋料、高麗菜、雞蛋、冬粉，加上一碗白飯總熱量約為700至900大卡不等。會有這麼大的熱量差異，主要是在湯頭！例如臭臭鍋的湯頭以沙茶為主調味，因此若把湯喝光光熱量將會逼近900大卡，麻辣鍋上層的辣油也是同樣的道理，因此湯頭選昆布、番茄、泡菜湯底熱量較低，且由於湯的鈉含量較高，不建議把湯喝完，豆瓣醬也不要使用。配料需避開火鍋料，其他的蔬菜與肉片就可吃完。小火鍋中已有冬粉（澱粉類），因此白飯不要吃，白飯不吃的話節省下大約200大卡。換句話說，小火鍋的蔬菜足夠，只要撤除高油湯頭與火鍋料，減肥時，小火鍋不失為一種好選擇。

　　至於天冷時會吃的薑母鴨或羊肉爐等溫補火鍋，雖然藥材燉煮的湯頭感覺起來很養生，但湯頭中會添加麻油，加上羊肉或鴨皮本身釋出的油脂，你會發現湯的表面有一層浮油，此時若喝湯很容易把油喝下去，熱量反而增加。建議吃薑母鴨或羊肉爐時

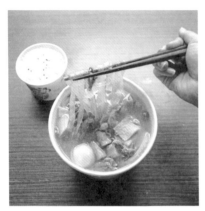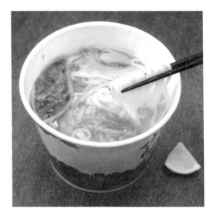

小火鍋已有冬粉,白飯不要吃的話則省下200　越南什錦河粉
大卡熱量

可把上層浮油撈掉,並把油脂較多的鴨皮去除,再多吃蔬菜、菇
類、蒟蒻等高纖維低熱量的食物,避免攝取火鍋料,如此一來便
能安心的吃火鍋。

越南河粉、雲南米線

　　米線或河粉、板條是米食製品,通常一份河粉的重量約120
克,等於半碗飯的熱量(140大卡),醣量其實不高。不過這種
米食很容易吸附油脂,所以記得要選擇清湯,不要選擇牛腩湯等
油脂較高的湯頭。如圖中的什錦河粉,內有一隻蝦、兩片豬肉、
兩片雞肉,蔬菜則是豆芽菜與大陸妹,大骨湯頭的油已被撈掉,
因此整碗算下來的熱量為300至350大卡。但如果你吃的是牛腩河
粉,牛腩屬於高脂肉類,一份則會增加150大卡,還會喝下許多
動物性油脂。由於河粉的蔬菜量不足,所以最還要再加點青菜才

是均衡的一餐，也比較有飽足感。另外，如果湯頭太鹹千萬別喝完，鈉太高對健康不好。

台灣小吃

吃台灣小吃，要先辨別它是哪一類食物，例如蚵仔麵線或阿給，都是澱粉類，一份熱量皆為400大卡左右，如果單吃這種小吃將會缺乏蔬菜類，蛋白質的攝取也會降低，因此吃阿給時再加一份蔬菜類較為適當，或去便利商點買一份生菜沙拉與茶葉蛋，這樣加起來熱量大約550大卡，營養素也足夠，且湯汁盡量別喝，避免吃下過多的鈉。

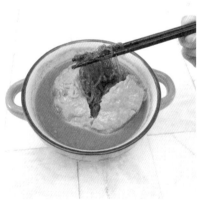

阿給的湯不要喝，因海山醬熱量高鈉鹽高，容易讓人水腫

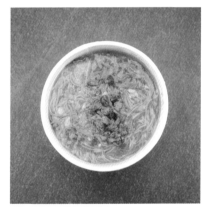

小小一碗蚵仔麵線熱量約400大卡，不容小覷

臭豆腐是蛋白質類，如果單吃一份炸臭豆腐的醣類很低，但是卻吃下10至15克的油，已超過一天建議油脂攝取量的一半。如果你晚餐想吃炸臭豆腐，其他兩餐的油脂一定要減少，例如早餐

改吃水煮蛋、地瓜、無糖豆漿與水果這些低脂的食物，午餐吃蔬肥雞胸肉搭配雜糧飯50至100克與一大碗燙青菜，這樣便能減少總油脂攝取量，平衡油炸臭豆腐的高脂肪。或是改吃紅燒臭豆腐，不要喝湯以減少油脂攝取。

　　台灣夜市小吃種類繁多，族繁不及備載，在這裡無法逐一舉例解釋。但看到這邊，你會發現其實原則大同小異，最主要的是你自己要清楚了解每餐該吃的份量，例如澱粉類最多只吃半碗，蛋白質類至少一個手掌大，蔬菜至少吃兩碗。一旦當你外食時，只要能自我節制、多吃了就想辦法消耗掉，像是增加運動強度與時數。多喝水幫助代謝，偶爾出門吃點美食當然是可以的。

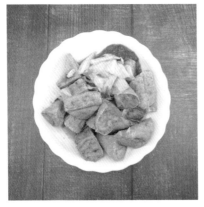

一份炸臭豆腐油脂約10到15克，已超過一日建議攝取量的一半

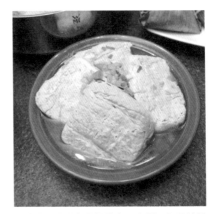

紅燒臭豆腐油脂量較炸臭豆腐低，但湯的鈉與油脂量高，不要喝湯為佳

外食對策 6

滷味怎麼選不怕胖？

　　滷味是許多人正餐或宵夜的首選，我偶爾也會買滷味當晚餐，因為方便快速又能吃到許多蔬菜類，但有一些問題需要注意，否則還是會越吃越肥。

1 減少滷汁或醬汁

　　滷味的問題通常是醬汁較鹹，許多人吃完滷味隔天就水腫，因為鈉鹽太高讓水分滯留在體內，因此避免選擇會吸湯汁的食材，例如冬粉、王子麵等不只是澱粉類還很會吸湯汁，要特別注意。可請店家燙好之後直接包裝，不要再加調味料以降低熱量與鈉質。

2 多選擇蔬菜類

　　空心菜、豆芽菜、香菇類、海帶、蘿蔔、木耳等蔬菜類是可選擇的品項，熱量低又有纖維質，還能增加飽足感，吃滷味時請多選一些青菜類。

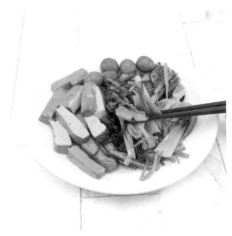

多選蔬菜類與原型食材，避免加工品

3 避免加工品或炸過的食材

蛋白質的部分請選擇豆干、豆腐、滷蛋、豬腱肉等脂肪較低的食物，其他加工品例如貢丸、米血糕、百頁豆腐、火鍋料等熱量較高。至於炸過的豆皮不僅熱量高還很會吸湯汁，一定要避免。

4 小心澱粉類

澱粉類能不吃最好，如果想吃澱粉類，一定要克制份量，例如烏龍麵只吃一半，其他就多吃蔬菜來填飽肚子。

5 多喝水、多運動

由於滷味的鹽分實在太高，因此想吃滷味時要多喝白開水，並多做運動來協助鹽分排除。當日與隔日的餐點也要清淡些，降低水分滯留在體內的機會。

外食對策 7 想吃鹽酥雞嗎？吸了油的鹽酥雞熱量驚人

減脂期不吃鹽酥雞其實是有道理的！因為任何食材裹粉後去油炸熱量會直接翻倍，且鹽酥雞有醃料、胡椒粉鹽分也高，吃進一份鹽酥雞就能吃下破千的熱量，正值減脂期的你還是少吃為妙，以免前功盡棄。

如果沒有要減脂，該怎麼吃鹽酥雞較健康呢？嚴格

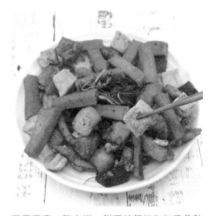

百頁豆腐、豬血糕、甜不辣等皆為加工品熱量高，要淺嚐即止

說起來，選雞排會比鹽酥雞好，因為鹽酥雞是小塊肉去裹粉，裹粉量越多吸的油越多，因此同樣重量的鹽酥雞熱量會較雞排高，且吃雞排時可把炸皮剝掉，只吃裡面的雞胸肉，去皮雞胸肉屬低脂肉類，熱量將會降低不少。魷魚跟雞胸肉一樣是低脂肉類，也是一種可選擇的肉類。

以下舉例幾項常見的炸物裹粉前後的熱量差異：

	品項	單位	熱量	
			未裹粉油炸前（大卡）	裹粉後油炸（大卡）
肉類	雞排	1塊	240	528
	魷魚／花枝	1份	150	340
	鹽酥雞	1份	165	440
蔬菜類	香菇	1份	72	210
	四季豆	1份	25	115
澱粉類	銀絲卷	1個	210	536
	糯米腸	1條	150	215
加工品	甜不辣	1份	120	285
	魚板	1片	150	220

＊依照各商家產品不同熱量略有誤差

　　有些店家的蔬菜沒有裹粉去炸，例如四季豆或鮮香菇等，偶爾吃一下這種蔬菜倒是還行，但如果有裹粉，例如金針菇裹粉後簡直就是在吃炸粉，像這種的炸蔬菜就不能選擇。至於其他加工品如花枝丸、芋頭簽、甜不辣、銀絲卷熱量較高，吃的時候一定要克制份量。

　　還是要提醒大家，鹽酥雞一到兩個月吃一次就好，吃多了會成習慣，要戒掉就困難了。還有，吃鹽酥雞若想要搭配手搖杯，請選擇無糖的茶類，別選含糖飲料，否則對體控成效將是雪上加霜。

外食對策 8　選對食物也能開心吃速食

　　有人問：「速食該怎麼吃？」速食餐點一般給人不健康的印象，但其實我們選擇原型肉品、減少炸物的攝取，並搭配生菜沙拉與水果，避免喝甜飲料，如此一來還是可以偶爾享受速食的。

　　麥當勞早餐（總熱量634大卡），包含玉米濃湯（93大卡）、漢堡（（389大卡）與薯餅（152大卡），我們把薯餅換成生菜沙拉，即可節省100大卡。麥當勞也有烤的品項，例如烤雞漢堡、烤雞沙拉都是熱量較低的選項；記得避免吃薯條、炸雞塊等炸物。

　　摩斯漢堡則是有以萵苣葉取代漢堡麵包的漢堡，例如摘鮮綠烤雞起司堡，減少了麵包的熱量還增加蔬菜量，熱量大幅降低，也降低了吃速食的罪惡感。

　　至於肯德基的炸雞、炸薯條熱量很高，例如一份套餐包含炸雞腿、炸雞塊、薯條、中杯可樂，這樣共852大卡，已經是減脂餐兩倍的熱量了。如果真的忍不住很想吃炸雞，那只好請你加倍當天的運動量來消耗多餘的熱量攝取。但是你也有另一種選擇，例如肯德基有經典玉米（澱粉類）與纖蔬沙拉（蔬菜類），再加上

一塊義式香草紙包雞，搭配無糖綠茶這樣的一餐為560大卡，有蔬菜有肉有澱粉，也是很均衡的一餐。對了，肯德基蛋塔一個182大卡，如果想吃蛋塔，就是增加運動量消耗掉囉！

速食店在他們官網都有公告每種餐點的熱量，當你想吃速食時，上網查詢熱量，並調整其他兩餐的熱量，在規範內，就不會攝取過多的熱量。例如我每日預設應吃1400大卡，吃了一套麥當勞早餐共634大卡，因此1400減去634等於還剩下766大卡。將766大卡平均分到其他兩餐，一餐則是383大卡，再請到14日的瘦身菜單中找尋適合的菜單，即可控制整日攝取熱量在適當範圍。

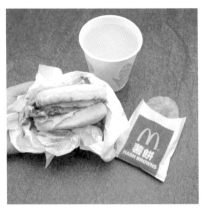

麥當勞早餐

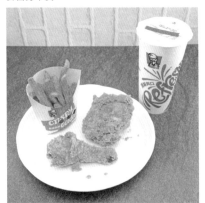

肯德基套餐852大卡／份

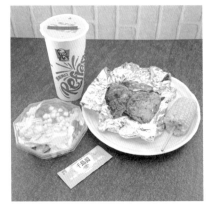

這樣吃肯德基也很均衡

外食對策 9

聚餐時，餐廳用餐的選菜原則

　　聚餐也是一樣的外食原則：少油炸、少醬料、少加工品、少勾芡，要多選五彩蔬菜，例如：

· 義大利麵的前菜選生菜沙拉佐和風醬
· 選擇清湯而非勾芡的濃湯
· 義大利麵要選清炒的口味，不要奶油醬、青醬、紅醬系列
· 飲料選無糖、無奶系列的茶類或黑咖啡，不要喝有糖的飲料或果汁
· 如果飯後有甜點也要淺嚐即止，並在下一餐減少醣量攝取

　　如果聚餐可以選在火鍋店也是個不錯的選擇，因為可以吃一堆青菜又低熱量，但有幾個小地方要注意：

■火鍋料要盡量避免

　　因為加工品的熱量較高，醣也較多。

■沾醬的部分不要加沙茶醬

只用醬油、白醋、蒜末、青蔥等無油的調味料則可避免攝取過多油脂類。

■火鍋的主菜要選擇低脂肉類

如瘦肉片或海鮮類（魚貝類或花枝）為佳。

■要控制澱粉類的量

例如吃了芋頭、玉米或南瓜，就不要吃飯或麵或冬粉。

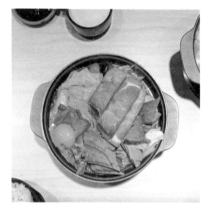

以原型食物為主，不要火鍋料

■火鍋店的免費冰淇淋或甜飲料就免了

喝開水或無糖茶類就好。

減脂時，前往「吃到飽餐廳」需要從早到晚的規劃，並從當日總熱量來安排，所以你可以這樣做：

1　分配當日三餐的熱量

如果一天要控制在1500大卡內，吃到飽餐廳你就直接抓1000大卡，如此一來另外兩餐就要控制在500大卡內。記得，另外兩餐仍要進食，只是減少份量，避免飢餓過頭到餐廳就失控大吃，可參考後面安排的菜單減少份量，來調整熱量。

2　餐前與餐中多喝水

可喝無糖茶或開水，喝點熱清湯亦能降低食慾。

3　順序是蔬菜→蛋白質→澱粉

先吃蔬菜類如生菜沙拉、炒蔬菜，再吃蛋白質類，如水煮蝦、生魚片、烤牛排，最後再吃澱粉類如壽司。

外食對策
10

手搖杯該怎麼喝？

我們在控制體重時很在意吃下肚的醣量，因此含糖飲料不能喝，手搖杯也是一樣的道理。由下表可知無糖茶都是0大卡，紅茶、綠茶、烏龍茶都一樣，但加了糖熱量就會增加，例如全糖是加了50克的糖，因此一杯全糖的紅茶就變成了200大卡，而營養素部分也只有糖，等於是空熱量的飲料，因此我們只要選無糖的單純茶類就會是零熱量。

甜度（容量700ml）		茶	鮮奶茶	奶茶
無糖	熱量（大卡）	0	150	230
	醣類（g）	0	12	25
微糖	熱量（大卡）	60	210	290
	醣類（g）	15	25	40
半糖	熱量（大卡）	100	250	330
	醣類（g）	25	37	50
少糖	熱量（大卡）	140	290	370
	醣類（g）	35	47	60
正常	熱量（大卡）	200	350	430
	醣類（g）	50	62	75

　　要記得，執行減肥菜單當下，手搖杯只能選無糖茶類飲料，不過等瘦下來後，偶爾也是可以享受手搖杯的。例如，當我想喝手搖杯時，我常選擇喝鮮奶茶，因為奶類有蛋白質、乳糖、鈣質，而且我會把鮮奶茶放運動後喝，當成是運動後的營養補充，但記得選無糖的鮮奶茶（熱量150大卡，醣12克）。若選擇喝全糖鮮奶茶則需加50克糖，熱量會變成350大卡，總醣62克，這樣就超過我所需要的熱量了，剛剛運動所消耗的熱量全補回來，自然也就瘦不下來。

　　要特別提醒大家的是：奶茶大多是加奶精粉，奶精粉的成分是氫化植物油、玉米糖漿、香料及許多化學成分，屬於高油高熱量的加工產品，因此無論是否在減肥時期，都盡量不要喝奶精類的飲品。

加料區配料	仙草	寒天	蘆薈	椰果	布丁	珍珠	粉條
熱量（大卡）	30	70	70	70	110	220	220
醣類（g）	5	15	15	15	19	53	53

　　加碼提供配料的熱量給大家看看，其實除了仙草沒有加糖浸泡外，其他的配料都浸泡於糖水中，所以每種配料至少加了5至10克的蔗糖，如果配料本身又是澱粉類，例如珍珠、粉條等，熱量就會非常高，若你真的很想咬個珍珠來紓壓一下，當天的飯量（澱粉量）就要減少。例如：我喝完珍珠鮮奶茶，當天晚餐的飯我就不能吃了，因為一碗七分滿的飯大約是210大卡，相當於珍珠的熱量。

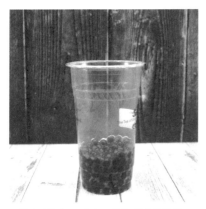

一份珍珠約有220大卡，等於1碗飯的熱量

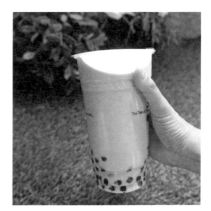

無糖珍珠鮮奶茶熱量332.5大卡

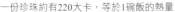

　　你也可以用這個表格來估算手搖飲的熱量，由於加料時奶茶量會減少，我估算是減少四分之一的cc數，因此加料的熱量算法是「茶乘上四分之三＋配料」，例如無糖珍珠鮮奶茶熱量是332.5大卡，醣量是62克，算法如下，這樣你會算了嗎？

熱量＝（150 × 3/4）＋220＝332.5大卡

醣量＝（12 × 3/4）＋53＝62克

　　減肥期間，我還是會要求你少喝手搖飲，避免不必要的醣類，但是當你已達到目標體重與體脂，你可以偶爾享受一下，但要記得熱量與TDEE的觀念，並且淺嚐即止；若真想吃多一點，可跟餐點中的澱粉類做替換；做好飲食代換一樣可以偶爾享受甜食或飲料。

　　前一陣子有藝人提到「混珍洗珠」的吃法，就是把大珍珠與小珍珠混合，再過水洗去一點糖分。首先說明大小珍珠同重量的熱量是相當的，不會因此改變熱量，但過水洗糖的確可以少掉20至40大卡，但也因此讓珍珠變得比較不Q彈。我個人認為此法會造成店員麻煩，減少的熱量又不多，可以不用這樣做，不如喝了珍奶後晚餐少吃一口飯，或是多做幾分鐘的運動，也會有一樣的效果又不麻煩別人。

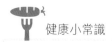 健康小常識

80%健康飲食＋20%喜好飲食，才是健全的飲食型態

當我們追求低油、低鹽、少糖的均衡飲食時，偶爾也需要放縱口腹之慾才能平衡生活，因此當你不需要減脂，或是體重控制已達成效時，稍微解放食慾並不是什麼壞事。因此80％的健康飲食搭配20％的喜好飲食，能讓心理與生理都達健康的狀態，也才能讓你長久執行健康飲食而不厭煩。

想吃美食時，計算每日總熱量攝取在自己的TDEE到TDEE＋200大卡之間，並且增加運動強度，你仍可吃點「放縱美食」。

＊什麼是TDEE？請看第20頁說明。

吃刨冰怎麼選料？

刨冰除了有清冰的選擇外，冰體本身
還有牛奶冰、雪花冰等選擇，清冰不
加糖水熱量是零，但如果變成牛奶
冰或雪花冰一份就將近350大卡，如
果再加上配料就超過600大卡了。因
此，在炎炎夏日想要聰明吃刨冰要注
意以下四個重點：

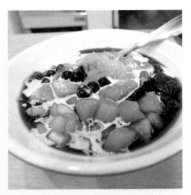
刨冰配料大多是澱粉類，要注意份量

1 選清冰不加糖水

大部分刨冰的配料都泡在糖水之中，店員撈料時也會舀到糖水，因此請
店員不用加糖水在清冰上，便可減少熱量的攝取。

2 配料避開澱粉類或只選一種澱粉類

可選擇仙草、愛玉、白木耳、椰果等非澱粉類的配料，熱量較低。如果
想選澱粉類如粉圓、粉條、芋圓、湯圓、紅豆、綠豆、薏仁等，請選一
種就好，不要多種配料都選澱粉類，適可而止才能控制熱量。

3 糖漿、醬不要加

例如草莓醬、百香果醬、巧克力醬大多是色素、香料與化學糖漿所組
成，並不是真正的水果調製而成，營養價值低熱量又高，而花生醬是油
脂類加糖，熱量也是非常高，減脂期還是不要加比較好。

4 降低其他兩餐的醣類

例如吃了刨冰後，當天晚餐不要吃米飯或麵食等澱粉類，並多吃蔬菜與
肉類，減少醣的攝取，以降低整日攝取熱量。

一日飲食紀錄(1492 kcal)

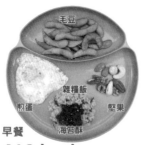

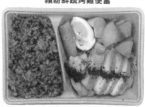

續紛鮮蔬烤雞便當

毛豆

雜糧飯

煎蛋　　　　堅果

海苔酥

早餐
418 kcal

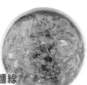

晚餐-麵線
400 kcal

午餐+午點　　和風海藻沙拉　　大杯拿鐵
674 kcal

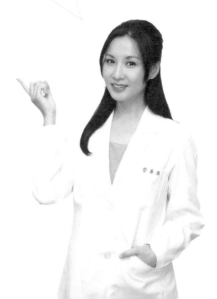

外食時，便利商店的產品有熱量
標示方便控制熱量；如果吃到台
灣小吃則需嚴格控制份量，否則
很容易超過預設的標準。

第三部分

開始準備進入減脂計畫

這是一套吃得飽又不用廚藝的簡易菜單,你可以依
照自己的狀況,請準備14天來執行。

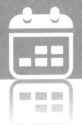

照著計畫 step by step

如果你是體脂肪超過27％、沒有運動習慣的泡芙女，經常反覆減肥卻都失敗，想減肥卻不知飲食怎麼控制，非常建議你照著我的飲食菜單與運動菜單進行「泡芙女變身計畫」，是一套吃得飽又不用廚藝的簡易菜單，搭配在家也可以做的運動讓你逐漸走入健康的生活。已準備好堅定的心，要開始執行減脂計畫了嗎？一起照著步驟做！

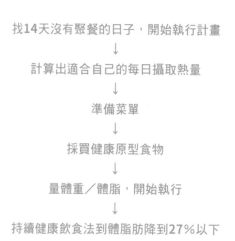

找14天沒有聚餐的日子，開始執行計畫
↓
計算出適合自己的每日攝取熱量
↓
準備菜單
↓
採買健康原型食物
↓
量體重／體脂，開始執行
↓
持續健康飲食法到體脂肪降到27％以下

找14天沒有聚餐的日子，開始執行計畫

準備執行14天的減肥菜單，至少要執行7天，如果後續時間可配合再繼續進行第二週菜單，一次循環14天，預計一週減0.5至1公斤，兩週可減1至2公斤。

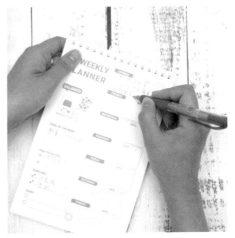

飲食、運動日誌

計算出適合自己的每日攝取熱量

平均來說，女性的基礎代謝率（BMR）會落在1100至1500大卡、男性則是1400至1800大卡的範圍較為常見，我這次設計的菜單是給女性朋友，因此設計的減肥熱量大約會落在1100至1500大卡之間。請你利用我前面教的方法來計算自己的BMR與TDEE，先計算出自己每日應攝取的熱量（參考第18頁，我應該吃多少熱量？）。

準備一週菜單

到下一章節找出適合自己的菜單與運動，並準備一個電子秤，在你還沒有辦法用看的估算份量前都要秤重，不要隨意用手抓量，否則熱量會不正確，體控容易失敗。

採買健康原型食物

　　對應菜單去採買食材，肉類可先前製備、分裝成適合的重量並冷凍保存，新鮮蔬菜可前幾天或當天購買，如果沒時間採買，可先買一些冷凍蔬菜備用，如果下班後來不及去買菜還可以應急，以備不時之需。

量體重、體脂，開始執行

　　第一天拍照紀錄體態，並量體重與體脂肪，7天後我們再紀錄一次，看看自己的變化有多少。依照我自己的經驗，第7天體重與體脂肪會逐漸下降，體態的部分則是腹部會變小，第14天後除了體態會明顯改變外，精神氣色也會變好，這是因為均衡飲食與運動有改善，讓代謝率逐漸增加，第15天開始就重複使用菜單，運動亦規律執行。持續進行到第28天，體態就會有明顯改善。我的菜單是健康飲食為基礎，控制熱量的均衡飲食，你可以重複不間斷地吃下去直到達到自己的標準。

養成好習慣，幫助減脂菜單更加有效

1 吃東西的順序

　　改成先喝湯或水→再吃蔬菜→豆魚蛋肉類→主食類，吃東西的速度要慢一點，記得細嚼慢嚥才會讓飽足感更強烈。

2 三餐正常進食

不要節省某一餐,但也不要吃宵夜或不必要的零食,作息盡量保持正常。

3 水要喝足夠

每天飲水量至少要喝到體重的30倍,例如是60公斤的人就要喝到60 × 30 ＝ 1800 cc的水,如果天氣熱或運動有流汗的情況下,每天還要另外補充300～500 cc的水分,讓代謝正常。

4 睡眠要充足

一天至少要有七小時的睡眠,禁止熬夜。有研究指出睡眠少於七小時的人復胖機率將高出40至50％,因睡眠不足除了使人精神不濟,新陳代謝的機能也會低下,因此每日要睡足七小時減脂效果才會好。另外要特別提醒,為了要達到一日水攝取量,有人常常到晚上才想起來水攝取不夠,結果睡前兩小時灌了500 cc的水,導致半夜一直起來上廁所,影響了睡眠品質;因此提醒大家盡量白天多喝水,睡前兩小時別喝太多水比較安全。

5 食材的調味不可太鹹

喜歡吃辣的人可以用生辣椒、白胡椒粉等不含鈉鹽的調味,但如果是辣椒醬、豆瓣醬等,含有鈉的調味品就不適合,因為鈉含量高易造成水分滯留,吃太鹹反讓你有水腫的可能。我最常用的調味就是胡椒粉、鹽、醬油等,調味越簡單越好,且適量就好。

6 油脂很重要，每天都要攝取油脂類

例如汆燙蔬菜要拌油，可選橄欖油或是芥花油等植物油，無調味的原味堅果也是好油脂的來源，要照著食譜的份量吃就不會過量。

7 想要喝飲料時可選無糖茶類，或是黑咖啡

記得不要加糖、鮮奶或奶精，否則熱量會過高。一天攝取的咖啡因量也不適宜太多，否則造成心悸、手抖的情況就不好，一天差不多1至2杯咖啡即可（一杯＝240 cc）。

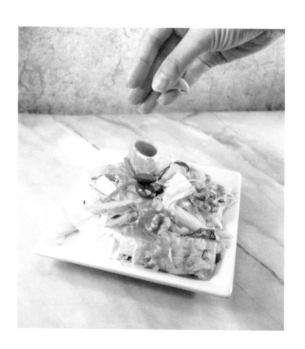

生菜可拌橄欖油或加堅果，補充健康好油

SPECIAL SUMMARY 1

美式大賣場 可購買的食材

　　美式大賣場賣的產品通常份量較多，因此我會在美式大賣場採購可存放久一點的食材例如冷凍食材，但是購買前要先確保你的冰箱有儲存空間，視空間大小來採買適合份量，或跟朋友一起分擔，冰箱才不會放不下。

　　因為減脂菜單有安排到不少低脂高蛋白的肉類，因此我固定會採買蝦仁、鱸魚、雞胸肉與雞蛋等高蛋白的食材；冷凍蔬菜也是可購買的食材，如果來不及去菜市場買新鮮蔬菜，把冷凍蔬菜燙一下就可以上桌，例如蘆筍、青花菜等，也是我常買的品項。

　　如果你要在大賣場買堅果，因為通常會很大罐（＞1公斤），因此堅果開封後可用密封罐分裝，盡量保持堅果不受潮，否則堅果很容易就氧化而產生不良的油耗味，影響品質。

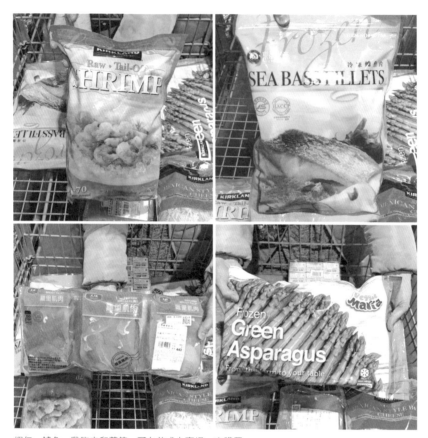

蝦仁、鱸魚、雞胸肉和蘆筍，可在美式大賣場一次購買

SPECIALSUMMARY 2

生鮮超市 可購買的食材

　　超市有生鮮蔬果，因此成為人們下班後常去採買的地方，我通常是在超市購買當週會用到的食材。

■ 蔬菜

　　例如菠菜、青江菜、香菇類、秋葵、彩椒等蔬菜都是常見的營養蔬菜。依照我的習慣是兩三天買一次蔬菜較為新鮮，有人會一次購買一星期的份量，此時就要挑選耐放的蔬菜例如青花菜、

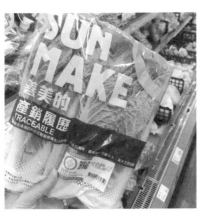

蔬菜

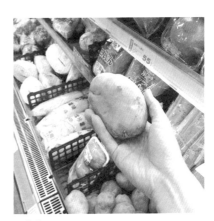

馬鈴薯

高麗菜等。記得將蔬菜外表處理乾淨放入塑膠袋裡，去除空氣，綁緊塑膠袋，密封放入冰箱冷藏保存，可以保存比較久。

■ 主食類

地瓜、馬鈴薯或南瓜等主食類可一次買一週份，一週內吃完可放乾燥陰暗處保存，不用放冷藏。但若已洗切過了就要冷藏，如南瓜切塊後請用保鮮膜封好放冷凍或冷藏保存。

■ 水果

台灣是水果王國，一年四季都有種類豐富的水果，例如蘋果、柑橘類、葡萄、香蕉、小番茄等都是常見的台灣水果，在超市很容易取得。

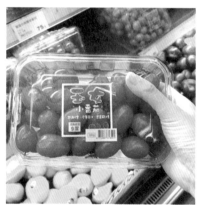
小番茄

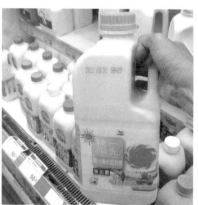
無糖豆漿

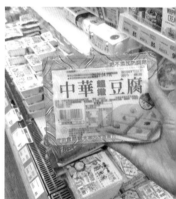
豆腐

■ 冷藏櫃

　　無糖豆漿、豆腐、鮮奶或無糖優格為減脂餐常備食材。

■ 調味品與乾貨

　　海帶芽、五穀雜糧、米酒（醃肉用）、胡椒粉、味噌、橄欖油等烹調用品。

　　超市的好處是食材份量適中，適合小家庭或是單身貴族，分部據點多採購方便，價格也算平實，而且產品非常多元化，無論生鮮、乾貨都有，只需要去一個地方幾乎什麼食材都可以買到，非常省時方便。

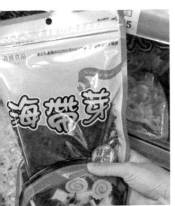

海帶芽

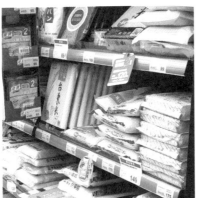

五穀雜糧

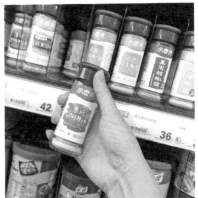

胡椒粉

不用廚藝的 14天瘦身菜單 菜單一

照著吃不可能瘦不下來！

	第1天	第2天	第3天
早餐		葡萄90克 水煮蛋1顆 無糖豆漿500cc 綜合堅果20克	
午餐		地瓜60克 炒蔬菜200克（加1～2茶匙油） 涼拌嫩豆腐1盒（約300克） 小蘋果1顆120克	
點心		綜合堅果20克 無糖豆漿200cc	
晚餐		低卡味噌蔬菜湯★ 水煮蛋1顆 （或是蔬菜湯中打入1顆蛋煮熟）	
運動		核心運動15～20分鐘	

	第8天	第9天	第10天
早餐		燕麥片20克 鮮奶250cc 水煮蛋1顆 炒黑木耳100克（加1茶匙油）	
午餐		雜糧飯50克 炒蔬菜200克（加1～2茶匙油） 鮭魚100克	
點心		綜合堅果20克 柳丁或橘子1顆	
晚餐		牛排／豬排120克 炒蔬菜200克（加1～2茶匙油） 海帶芽蛋花湯（海帶芽5克＋蛋1顆）	纖蔬豆奶鍋★ 鱸魚80克
運動		30分鐘運動例如慢跑、飛輪、滑步機皆可，或是跳繩1000下 再加20分鐘核心運動	

★第103頁起有食譜

對象：BMR：1100～1300kcal，食材重量皆為生重（BMR>1300 kcal者，請參考菜單二）

第4天	第5天	第6天	第7天
無糖優酪乳200cc 水煮蛋1顆 綜合堅果10克 小蘋果1顆120克		香蕉優格碗★ 黑咖啡或無糖紅茶 300cc	
地瓜60克 雞胸肉120克 炒蔬菜200克(加1茶匙油) 小番茄190克		雜糧飯50克 炒蔬菜200克（加1～2茶匙油） 牛排／豬排120克 小蘋果1顆120克	
綜合堅果20克 無糖豆漿200cc		水煮蛋1顆 無糖豆漿200cc	
纖蔬豆奶鍋★	牛排／豬排100克 炒蔬菜200克 （加1～2茶匙油）	低卡味噌蔬菜湯★ 鱸魚100克	
核心運動20～25分鐘		核心運動20分鐘＋跳繩500下或慢跑 ／快走30分鐘	

第11天	第12天	第13天	第14天
無糖優酪乳200cc 水煮蛋1顆 綜合堅果20克 小番茄190克或紅龍果130克		地瓜60克 無糖豆漿500cc 小蘋果1顆120克 燙青花菜100克 堅果10克	
地瓜或馬鈴薯60克 炒蔬菜200克(加1～2茶匙油) 雞胸肉100克 蘋果1顆或葡萄90克		雜糧飯50克 炒蔬菜200克（加1茶匙油） 煎蝦仁或鯛魚片120克	
綜合堅果20克 無糖豆漿300cc		綜合堅果20克 柳丁或橘子1顆	
纖蔬豆奶鍋★ 鱸魚80克	低卡味噌蔬菜湯★ 煎蝦仁100克	雞胸肉120克 炒蔬菜100克（加1茶匙油） 番茄炒蛋 （大番茄200克＋蛋1顆＋油1茶匙）	
30分鐘運動例如慢跑、飛輪、滑步機皆可，或是跳繩1000下 再加20分鐘核心運動			

不用廚藝的 14天瘦身菜單 菜單二

照著吃不可能瘦不下來！

	第1天	第2天	第3天
早餐		葡萄90克 水煮蛋2顆 無糖豆漿500cc 綜合堅果20克	
午餐		地瓜120克 炒蔬菜200克(加1～2茶匙油) 涼拌嫩豆腐1盒（約300克） 小蘋果1顆120克	
點心		綜合堅果20克 無糖豆漿200cc	
晚餐		低卡味噌蔬菜湯★ 涼拌嫩豆腐1盒（約300克／或是蔬菜湯中加入豆腐煮熟）	
運動		核心運動15～20分鐘	

	第8天	第9天	第10天
早餐		燕麥片20克 鮮奶250cc 水煮蛋2顆 炒黑木耳100克（加1茶匙油）	
午餐		雜糧飯100克 炒蔬菜200克（加1～2茶匙油） 鮭魚120克	
點心		綜合堅果20克 柳丁或橘子1顆	
晚餐		牛排／豬排120克 炒蔬菜200克（加1～2茶匙油） 海帶芽蛋花湯（海帶芽5克＋蛋1顆）	纖蔬豆奶鍋★ 鱸魚80克
運動		30分鐘運動例如慢跑、飛輪、滑步機皆可，或是跳繩1000下 再加20分鐘核心運動	

★第103頁起有食譜

對象：BMR：1300～1500 kcal，食材重量皆為生重

第4天	第5天	第6天	第7天
無糖優酪乳200cc 水煮蛋2顆 綜合堅果10克 小蘋果1顆120克		香蕉優格碗★ 黑咖啡或無糖紅茶 300cc	
地瓜120克 雞胸肉120克 炒蔬菜200克（加1～2茶匙油） 小番茄190克		雜糧飯100克 炒蔬菜200克（加1～2茶匙油） 牛排／豬排120克 小蘋果1顆120克	
綜合堅果20克 無糖豆漿200cc		水煮蛋1顆 無糖豆漿200cc	
纖蔬豆奶鍋★ （雞腿肉原為120克增 加為150克）	牛排／豬排120克 炒蔬菜200克 （加1～2茶匙油）	低卡味噌蔬菜湯★ 鱸魚150克	
核心運動20～25分鐘		核心運動20分鐘+跳繩500下或慢跑 ／快走30分鐘	

第11天	第12天	第13天	第14天
		地瓜120克 無糖豆漿500cc 小蘋果1顆120克 燙青花菜100克 堅果10克	
無糖優酪乳200cc 水煮蛋2顆 綜合堅果20克 小番茄190克或紅龍果130克			
地瓜或馬鈴薯120克 炒蔬菜200克（加1～2茶匙油） 雞胸肉100克 蘋果1顆或葡萄90克		雜糧飯100克 炒蔬菜200克（加1～2茶匙油） 煎蝦仁或鯛魚片150克	
綜合堅果20克 無糖豆漿300cc		綜合堅果20克 柳丁或橘子1顆	
纖蔬豆奶鍋★ 鱸魚80克	低卡味噌蔬菜湯★ 煎蝦仁120克	雞胸肉120克 炒蔬菜100克（加1茶匙油） 番茄炒蛋 （大番茄200克＋蛋1顆＋油1茶匙）	

30分鐘運動例如慢跑、飛輪、滑步機皆可，或是跳繩1000下
再加20分鐘核心運動

菜單一 **熱量計算**

單位：大卡

	第1～3天	第4天	第5天	第6～7天
早　　餐	429.2	354.1		385.4
午　　餐	321.7	342.6		422.2
點　　心	186.6	186.6		154.7
晚　　餐	175.2	262.6	266.6	219.0
總 熱 量	1112.7	1145.9	1149.9	1181.3

	第8～9天	第10～11天	第12天	第13～14天
早　　餐	337.3	416.5		379.3
午　　餐	350.1	347.9		381.8
點　　心	178.7	220.9		178.7
晚　　餐	371.3	364.4	192.5	346.8
總 熱 量	1237.4	1349.7	1177.8	1286.6

菜單二 **熱量計算**

單位：大卡

	第1～3天	第4天	第5天	第6～7天
早　　餐	505.4	428.9		385.4
午　　餐	386.6	418.4		489.9
點　　心	186.6	186.6		154.7
晚　　餐	248.4	277.0	293.3	279.0
總 熱 量	1327.9	1310.9	1335.5	1309.0

	第8～9天	第10～11天	第12天	第13～14天
早　　餐	412.1	491.3		444.2
午　　餐	380.3	390.0		449.5
點　　心	178.7	220.9		178.7
晚　　餐	371.3	364.4	202.1	346.8
總 熱 量	1342.4	1466.6	1304.3	1419.2

SPECIAL SUMMARY 3

準備減脂菜單

你要注意的地方

■ 炒蔬菜

　　蔬菜加橄欖油5至10克去拌炒，不會炒菜的人可直接汆燙青菜再淋上橄欖油5至10克加點鹽調味亦可。蔬菜的種類可以盡量變換，多樣化攝取不同的營養素。

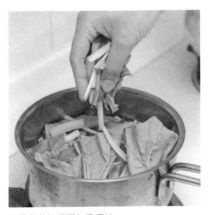
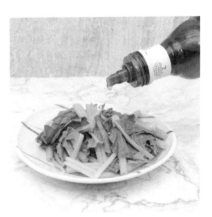

汆燙蔬菜記得要加橄欖油

■ 其實不少水果皮的營養價值比果肉更高

　　例如蘋果、葡萄等果皮的礦物質、維生素、植化素與抗氧化物較多，還有豐富的纖維質，丟棄太可惜，我們把水果清洗乾淨後連皮一起吃更能增加營養價值。

■ 選擇牛或豬肉時要買瘦肉的部分

　　例如：牛腱肉、豬里肌等油脂較少的地方，千萬別買三層肉、松阪豬、菲力牛等部位，油脂會過多。

■ 肉類的烹調以乾煎、烤或汆燙皆可

　　加一點點油來煎熟，亦可。

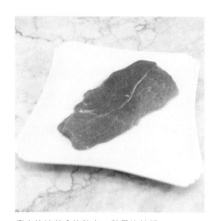
瘦肉的油花會比較少，熱量比較低

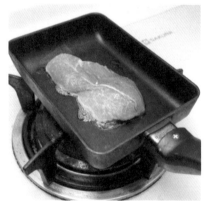
加一點點油來煎

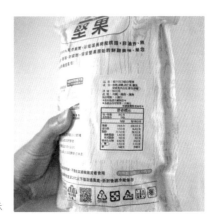

留意蜜汁堅果營養標示

■ 綜合堅果要買「無調味」的

如果買到「蜜汁堅果」成份裡會有「砂糖」，增加不必要的空熱量，買堅果之前要注意一下品項。

■ 每餐都要吃油脂類

例如堅果或是烹調用油都是必備的油脂類，如果你不能吃堅果（例如對堅果過敏），可改成吃酪梨，堅果10克改成酪梨60克，堅果20克改成酪梨120克，堅果或酪梨皆是好油脂的來源。堅果不只有礦物質、維生素，還有豐富的抗氧化物，有助於代謝正常，但要注意份量，不要過量攝取以免熱量過高。

■ 豆漿要買無糖豆漿

不喝豆漿的人可改喝鮮奶，但鮮奶份量都要減半，例如豆漿200 cc就改成鮮奶100 cc，豆漿500 cc就改成鮮奶250 cc，依此類推。

■ 吃地瓜會脹氣者，可以改吃南瓜或馬鈴薯

選擇重量一樣的即可。

■ 前五天以核心運動為主，第六天開始增加運動時間及強度，第八天之後菜單的熱量會提高

所以你的運動時間與強度一定要再提高，否則減脂效果會停住。

■ 盡量吃完菜單內的食物

菜單已是控制熱量的配方，為了讓營養素均衡，請盡量吃完菜單內的食物，不需要刻意減少份量，如果下午不會感到飢餓，可以把點心份量減半或不吃，但三餐一定要吃。

■ 菜單可以重複使用

執行完14天後，你可以再從第一天開始吃起，運動強度就照自己的習慣去執行，有氧運動或無氧運動都可以，不要太強迫自己做激烈運動，但一定要維持每日運動的習慣，減脂效果就會持續，復胖將會遠離你。

SPECIAL SUMMARY 4

不用廚藝！

3道必吃的簡易食譜

　　常外食會拖累體重控制的成效，想自己料理又擔心沒有好手藝？其實自己開伙並沒有那麼困難，我安排了3道簡易食譜，不需要高強的料理功力與高級廚房，只要家中有瓦斯爐或電磁爐等可加熱的工具就行。就算住小套房或是小家庭的外食族也能輕鬆上手，讓你餐餐吃到新鮮的低卡料理。

　　14天菜單中常吃到的低卡味噌蔬菜湯、纖蔬豆奶鍋與香蕉優格碗，是利用超市就可買到的食材做成，食譜中的蔬菜可更換成任何蔬菜類，由於蔬菜熱量低，只要你沒有搞錯食物分類（買到玉米、南瓜等澱粉類食材），熱量便不會差異太大。煮一鍋就完成一餐，營養素比例完美，熱量又剛好，如此方便又營養的料理你一定要學起來。

　　另外，你要學著飲食紀錄，飲食紀錄的目的不是要你計算熱量，而是幫助你學習份量概念。你可在手機安排一個「飲食紀錄資料夾」，每次要吃東西前拍照紀錄，久而久之，你將逐漸學會「每餐的肉、飯、菜目測起來應該是多少」，以後就算外食你也知道自己的份量，不會超過設定熱量。

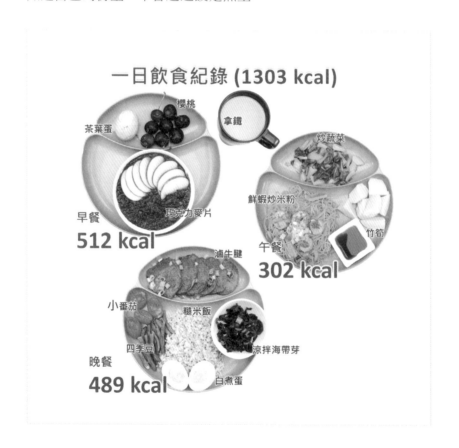

■ 低卡味噌蔬菜湯

蛋白質 (克)	脂肪 (克)	醣類 (克)	膳食纖維 (克)	總熱量 (大卡)
7.7	1.0	14.8	10.1	99.0

設計原則

利用蔬菜增加纖維,並提供飽足感,味噌屬於發酵的大豆產品,營養價值也不錯,加上蔬菜自然的甜味,風味好熱量低,若想當成宵夜吃也不怕熱量太高。

作法

1. 所有食材洗淨後切一切放鍋中,加入水蓋過食材,開火加熱。
2. 加入味噌攪拌均勻,湯滾後轉小火悶煮5分鐘。
3. 加入乾海帶芽,將海帶芽煮熟。
4. 加水調整鹹淡到自己喜歡的口味,灑上蔥花即可起鍋。

材料

鮮香菇／100克

白蘿蔔／100克

紅蘿蔔／50克

洋蔥／20克

乾海帶芽／10克

味噌／10克

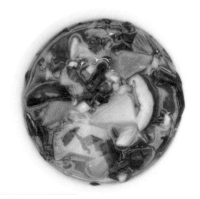

■ 纖蔬豆奶鍋

蛋白質 (克)	脂肪 (克)	醣類 (克)	膳食纖維 (克)	總熱量 (大卡)
27.5	12.6	9.8	7.8	262.6

設計原則

豆漿具有優質的植物性蛋白質，油脂含量也不高，用來煮湯可增加蛋白質含量與增添溫潤香氣，搭配上雞腿燉煮的湯頭更加鮮甜。蔬菜的部分可自行更換成自己喜歡的蔬菜，若是五種顏色都有的蔬菜（紅、白、綠、紫黑、黃橘），那就富含更多元的植化素，讓你的纖蔬豆奶鍋營養更豐富。

作法

1.紅、白蘿蔔、香菇、青花菜切塊，高麗菜切片備用。

2.熱一鍋滾水，把雞腿汆燙去血水備用。

3.取湯鍋放入雞腿與紅、白蘿蔔，加水蓋過食材煮至沸騰，轉小火燉煮10分鐘。

4.倒入豆漿100 cc、高麗菜、鮮香菇與青花菜，待煮滾後加鹽調味即可食用。

材料

雞腿肉（帶骨雞腿）／120克

高麗菜／100克

鮮香菇／80克

青花菜／50克

紅蘿蔔／20克

白蘿蔔／50克

無糖豆漿／100 cc

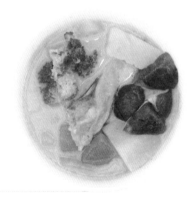

■ 香蕉優格碗

蛋白質 (克)	脂肪 (克)	醣類 (克)	膳食纖維 (克)	總熱量 (大卡)
15.3	13.4	50.9	4.5	385.4

設計原則

優格可以調節腸道菌叢，還有豐富的鈣質，在減脂時期可選擇低脂無糖優格，讓腸道養好菌又有好消化的營養。搭配堅果、果乾與香蕉，好吃又營養均衡。

作法

1. 香蕉去皮切片備用。
2. 取一個碗，優格放底層，放上香蕉片、灑上堅果、果乾即可食用。

材料

無糖優格／200克
香蕉（含皮重約
120克）／1根
原味綜合堅果／20克
綜合果乾（如葡萄乾、
藍莓乾、蔓越莓乾）／10克

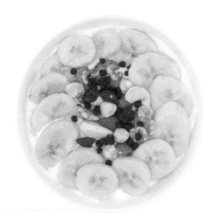

製作飲食紀錄

　　拍照紀錄自己的飲食，更能明確知道自己該吃的份量，將來就算外食你也能輕鬆控制份量。

第1～3天菜單範例（每日總營養成分分析）

蛋白質 (克)	脂肪 (克)	醣類 (克)	膳食纖維 (克)	總熱量 (大卡)
74.3	53.9	82.6	31.3	1112.7

早餐

葡萄90克（約12顆）｜水煮蛋1顆

無糖豆漿500cc｜綜合堅果20克

蛋白質	脂肪	醣類	膳食纖維	總熱量
29.8	24.8	21.7	8.7	429.2

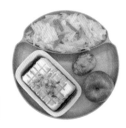

午餐

地瓜60克｜炒蔬菜200克（加1茶匙植物油）

嫩豆腐1盒（可加醬油或油膏）｜小蘋果1顆120克

蛋白質	脂肪	醣類	膳食纖維	總熱量
18.3	9.3	41.2	7.9	321.7

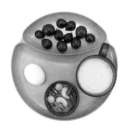

點心

綜合堅果20克｜無糖豆漿200cc

蛋白質	脂肪	醣類	膳食纖維	總熱量
11.6	13.9	4.0	4.6	186.6

晚餐

低卡味噌蔬菜湯｜水煮蛋一顆（或是蔬菜湯中打入一顆蛋煮熟）

蛋白質	脂肪	醣類	膳食纖維	總熱量
14.6	6.0	15.7	10.1	175.2

第4天菜單範例（每日總營養成分分析）

蛋白質 (克)	脂肪 (克)	醣類 (克)	膳食纖維 (克)	總熱量 (大卡)
89.7	50.3	83.6	24.8	1145.9

早餐

無糖優酪乳200cc｜水煮蛋1顆

綜合堅果10克｜蘋果1顆120克

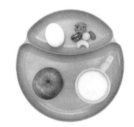

蛋白質	脂肪	醣類	膳食纖維	總熱量
15.1	14.5	40.8	4.4	354.1

午餐

地瓜60克｜雞胸肉120克

炒蔬菜200克（加1茶匙植物油）｜小番茄190克

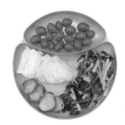

蛋白質	脂肪	醣類	膳食纖維	總熱量
35.5	9.4	29.0	8.0	342.6

點心

綜合堅果20克｜無糖豆漿200cc

蛋白質	脂肪	醣類	膳食纖維	總熱量
11.6	13.8	4.0	4.6	186.6

晚餐

纖蔬豆奶鍋

蛋白質	脂肪	醣類	膳食纖維	總熱量
27.5	12.6	9.8	7.8	262.6

第5天菜單範例（每日總營養成分分析）

蛋白質 (克)	脂肪 (克)	醣類 (克)	膳食纖維 (克)	總熱量 (大卡)
90.7	53.5	76.4	23.2	1149.9

早餐

無糖優酪乳200cc ｜ 水煮蛋1顆

綜合堅果10克 ｜ 蘋果1顆120克

蛋白質	脂肪	醣類	膳食纖維	總熱量
15.1	14.5	40.8	4.4	354.1

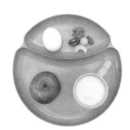

午餐

熟地瓜60克 ｜ 雞胸肉120克

炒蔬菜200克（加1茶匙植物油）｜ 小番茄190克

蛋白質	脂肪	醣類	膳食纖維	總熱量
35.5	9.4	29.0	8.0	342.6

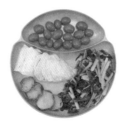

點心

綜合堅果20克 ｜ 無糖豆漿200cc

蛋白質	脂肪	醣類	膳食纖維	總熱量
11.6	13.8	4.0	4.6	186.6

晚餐

牛排／豬排100克 ｜ 炒綠色蔬菜200克（加1茶匙植物油）

蛋白質	脂肪	醣類	膳食纖維	總熱量
28.5	15.8	2.6	6.2	266.6

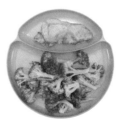

第6～7天菜單範例（每日總營養成分分析）

蛋白質 (克)	脂肪 (克)	醣類 (克)	膳食纖維 (克)	總熱量 (大卡)
90.8	45.3	102.6	27.8	1181.3

早餐

香蕉優格｜黑咖啡或無糖紅茶300cc

蛋白質	脂肪	醣類	膳食纖維	總熱量
15.3	13.4	50.9	4.5	385.4

午餐

雜糧飯50克｜炒蔬菜200克（加1茶匙植物油）

牛排／豬排120克｜蘋果1顆(120克)

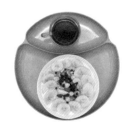

蛋白質	脂肪	醣類	膳食纖維	總熱量
34.5	17.4	31.9	8.6	422.2

點心

水煮蛋1顆｜無糖豆漿200cc

蛋白質	脂肪	醣類	膳食纖維	總熱量
14.1	8.7	5.0	4.6	154.7

晚餐

低卡味噌蔬菜湯

鱸魚100克（煎魚時會出油，故不用再額外加油）

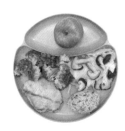

蛋白質	脂肪	醣類	膳食纖維	總熱量
26.9	5.8	14.8	10.1	219.0

第8～9天菜單範例（每日總營養成分分析）

蛋白質 (克)	脂肪 (克)	醣類 (克)	膳食纖維 (克)	總熱量 (大卡)
89.3	67.4	68.4	24.9	1237.4

早餐

燕麥片20克｜鮮奶250cc

水煮蛋1顆｜炒黑木耳100克（加1茶匙油）

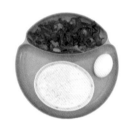

蛋白質	脂肪	醣類	膳食纖維	總熱量
17.7	18.1	25.9	9.5	337.3

午餐

雜糧飯50克｜炒蔬菜200克（加1茶匙植物油）

鮭魚100克（不要選鮭魚腹肉，熱量會太高）

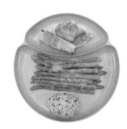

蛋白質	脂肪	醣類	膳食纖維	總熱量
30.7	16.9	18.8	3.4	350.1

點心

綜合堅果20克｜柳丁或橘子一顆（含皮約重150克）

蛋白質	脂肪	醣類	膳食纖維	總熱量
5.6	10.3	15.9	4.3	178.7

晚餐

牛排／豬排120克｜炒蔬菜200克

海帶芽蛋花湯（海帶芽5克＋蛋1顆）

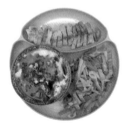

蛋白質	脂肪	醣類	膳食纖維	總熱量
35.3	22.1	7.8	7.7	371.3

第10～11天菜單範例（每日總營養成分分析）

蛋白質 (克)	脂肪 (克)	醣類 (克)	膳食纖維 (克)	總熱量 (大卡)
109.3	64.1	83.9	25.1	1349.7

早餐

無糖優酪乳200cc｜水煮蛋1顆

綜合堅果20克｜紅龍果130克或小番茄190克

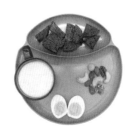

蛋白質	脂肪	醣類	膳食纖維	總熱量
18.5	19.7	41.3	5.5	416.5

午餐

地瓜或馬鈴薯60克｜炒蔬菜200克（加1茶匙植物油）

雞胸肉100克｜蘋果1顆或葡萄90克

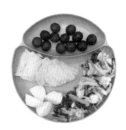

蛋白質	脂肪	醣類	膳食纖維	總熱量
32.7	12.3	26.6	7.2	347.9

點心

綜合堅果20克｜無糖豆漿300cc

蛋白質	脂肪	醣類	膳食纖維	總熱量
15.2	15.7	4.7	4.6	220.9

晚餐

纖蔬豆奶鍋｜鱸魚80克

蛋白質	脂肪	醣類	膳食纖維	總熱量
42.9	16.4	11.3	7.8	364.4

第12天菜單範例（每日總營養成分分析）

蛋白質 (克)	脂肪 (克)	醣類 (克)	膳食纖維 (克)	總熱量 (大卡)
86.0	53.8	87.4	27.4	1177.8

早餐

無糖優酪乳200cc｜水煮蛋1顆

綜合堅果20克｜紅龍果130克或小番茄190克

蛋白質	脂肪	醣類	膳食纖維	總熱量
18.5	19.7	41.3	5.5	416.5

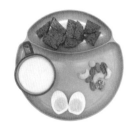

午餐

地瓜或馬鈴薯60克｜炒蔬菜200克（加1茶匙植物油）

雞胸肉100克｜蘋果1顆或葡萄90克

蛋白質	脂肪	醣類	膳食纖維	總熱量
32.7	12.3	26.6	7.2	347.9

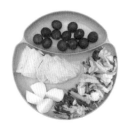

點心

綜合堅果20克｜無糖豆漿300cc

蛋白質	脂肪	醣類	膳食纖維	總熱量
15.2	15.7	4.7	4.6	220.9

晚餐

低卡味噌蔬菜湯｜煎蝦仁100克（用1茶匙油煎蝦仁）

蛋白質	脂肪	醣類	膳食纖維	總熱量
19.6	6.1	14.8	10.1	192.5

第13～14天菜單範例（每日總營養成分分析）

蛋白質 (克)	脂肪 (克)	醣類 (克)	膳食纖維 (克)	總熱量 (大卡)
97.4	63.0	82.5	25.3	1286.6

早餐

地瓜60克｜無糖豆漿500cc｜蘋果1顆約120克

燙青花菜100克｜堅果10克

蛋白質	脂肪	醣類	膳食纖維	總熱量
24.9	14.9	36.4	13.7	379.3

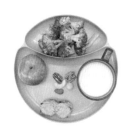

午餐

雜糧飯50克｜炒蔬菜200克（加1茶匙植物油）

鯛魚片或蝦仁120克（加1茶匙油煎）

蛋白質	脂肪	醣類	膳食纖維	總熱量
28.2	20.2	21.8	3.4	381.8

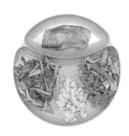

點心

綜合堅果20克｜柳丁或橘子一顆（含皮重約150克）

蛋白質	脂肪	醣類	膳食纖維	總熱量
5.6	10.3	15.9	4.3	178.7

晚餐

雞胸肉120克｜炒蔬菜100克（加1茶匙油）

番茄炒蛋（番茄200克＋蛋1顆＋油1茶匙）

蛋白質	脂肪	醣類	膳食纖維	總熱量
38.7	17.6	8.4	3.9	346.8

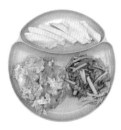

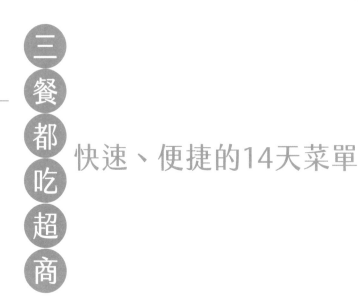

快速、便捷的14天菜單

　　如果沒辦法帶便當卻必須外食，這時你可以去便利商店選擇餐點，因為便利商店的產品有熱量標示；例如你一天想要攝取1200至1300大卡，平均分成三餐則為每餐400大卡，你可選擇熱量加總起來大約為400大卡的食物，盡量以高纖、高蛋白質的食物先選。

　　超商的冷凍櫃中有水餃或湯包，屬於澱粉類加蛋白質類，再搭配冷藏區的生菜沙拉，一餐熱量大約400大卡。若想選蛋白質食物，可選冷凍毛豆、烤雞串或烤雞翅等蛋白質來源的小菜，一樣搭配生菜沙拉、地瓜等就可以當成一餐。要提醒的是，冷凍食品的調味通常較重、鈉鹽較高，易水腫的人還是少吃為妙。至於鹽酥雞、唐揚雞、香腸等油脂量較高不適合減脂期吃。

便利商店常見食物

蔬菜類

　　生菜沙拉、關東煮的蔬菜類、香菇類等，纖維量多也比較能提供飽足感。

蛋白質

　　例如茶葉蛋、茶碗蒸、優格、雞胸肉等產品，都是不錯的蛋白質來源。

澱粉類

　　例如烤地瓜、各式飯糰等。

油脂類

　　無調味堅果類。

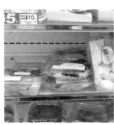 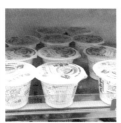 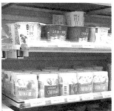 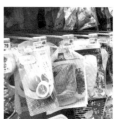

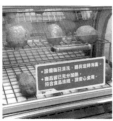 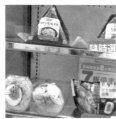 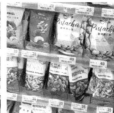

便利商店也可挑選
到健康的食品

三餐都吃超商的菜單　特別設計超商菜單，照著買、照著吃亦可

	第1天	第2天	第3天
早餐		香蕉1根 茶葉蛋1顆 鮮奶240cc 綜合堅果10克	
午餐		烤地瓜60克 生菜沙拉1盒 無糖豆漿500cc 蘋果1顆	
點心		綜合堅果20克	
晚餐		生菜沙拉1盒 關東煮蘿蔔2塊、香菇2塊 茶葉蛋1顆	
運動	核心運動15～20分鐘		

	第8天	第9天	第10天
早餐		純濃燕麥1瓶 茶葉蛋1顆 生菜沙拉1盒	
午餐		烤地瓜60克 舒肥雞胸肉1包 生菜沙拉1盒 水果一盒	
點心		綜合堅果20克 水果1盒	
晚餐		鮭魚豆腐味噌湯 日式茶碗蒸1盒 生菜沙拉1盒	
運動	30分鐘運動例如慢跑、飛輪、滑步機皆可，或是跳繩1000下 再加20分鐘核心運動		

第4天	第5天	第6天	第7天
無糖優酪乳200cc 茶葉蛋1顆 綜合堅果10克 蘋果1顆		無糖優格200克 香蕉1根 綜合堅果20克 黑咖啡（或無糖紅茶）300cc	
烤地瓜60克 舒肥雞胸肉1包 生菜沙拉1盒 水果一盒		烤地瓜60克 手撕雞鮮蔬沙拉1盒 水果1盒	
綜合堅果20克		茶葉蛋1顆	
日式茶碗蒸1盒 生菜沙拉1盒 無糖豆漿450cc		關東煮 白蘿蔔＋杏鮑菇＋香菇＋娃娃菜各1塊 雞胸肉1包 無糖豆漿450cc	
核心運動20～25分鐘		核心運動20分鐘＋跳繩500下或慢跑 ／快走30分鐘	

第11天	第12天	第13天	第14天
無糖優酪乳200cc 茶葉蛋1顆 綜合堅果20克 水果一盒		烤地瓜60克 無糖豆漿450cc 蘋果1顆 生菜沙拉1盒 堅果10克	
烤地瓜60克 手撕雞鮮蔬沙拉1盒 水果1盒		烤地瓜60克 生菜沙拉1盒 茶碗蒸1盒	
綜合堅果20克 無糖豆漿450cc		綜合堅果20克 水果1盒	
鹽麴雞腿溫莎拉1盒 關東煮白蘿蔔2塊		舒肥雞胸肉1包 生菜沙拉1盒 高纖無糖豆漿450cc	
30分鐘運動例如慢跑、飛輪、滑步機皆可，或是跳繩1000下 再加20分鐘核心運動			

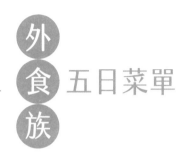

五日菜單

依據外食原則，利用超商、便當店、自助餐、麵店等常見外食，設計了外食族五日菜單，只要稍微注意一下外食內容，瘦身的持續力將會更好。

留意的重點

1　每餐前先喝300 cc的白開水。

2　因為外食的油特別多，即使你照著上面的方式吃，還是可能吃下許多不必要的油脂，所以下午點心的部分你可以視情況而定。如果不餓，可以選擇不吃點心，直接到晚餐時間再進食即可。

3　當然，如果可以，週末假日請盡量在家中吃、減少外食，維持健康飲食。

週末假日想自己料理健康餐，你可從前面的14日瘦身菜單來挑選，如果你覺得外食的五天熱量攝取太多，假日宅在家又沒運動，就可挑選熱量較低的菜單一第1至3天的菜單，用輕卡無負擔的營養餐讓身體解毒一下。如果你覺得體重有穩定下降，週末運動量大熱量不想攝取太低，你可挑選菜單二第13至14天的菜單。

	早餐	午餐	點心	晚餐
第1天	香蕉1根 茶葉蛋1顆 鮮奶240cc 綜合堅果20克	自助餐 飯半碗 青菜1～2碗 涼拌豆腐1份	綜合堅果20克	海鮮麵 （麵減半） 燙青菜1份
第2天	無糖優酪乳200cc 茶葉蛋1顆 綜合堅果10克 蘋果1顆	麵食館 水餃8顆 燙青菜1份	綜合堅果20克	自助餐 飯半碗 青菜1碗 滷雞腿1隻
第3天	無糖優格200克 香蕉1根 綜合堅果20克 黑咖啡或無糖茶300cc	麵食館 榨菜肉絲麵1碗 （麵減半） 燙青菜1份	茶葉蛋1顆	三寶飯 飯半碗 配菜全選蔬菜類 （沒勾芡的菜）
第4天	起司蛋三明治 蘋果1顆	自助餐 飯半碗 青菜1碗 滷雞腿1隻	綜合堅果20克	海鮮鍋 飯、火鍋料不吃 冬粉、海鮮與蔬菜 皆可吃完
第5天	起司蛋餅1份 無糖豆漿500cc 奇異果1顆	麵食館 陽春麵1碗（少油） 嘴邊肉1份 燙青菜1份	茶葉蛋1顆	健康便當 飯半碗 炒青菜1碗 清蒸魚1片
第6天	葡萄90克 水煮蛋1顆 無糖豆漿500cc 綜合堅果20克	地瓜60克 炒蔬菜200克 （加1～2茶匙油） 涼拌嫩豆腐1盒 （約300克） 小蘋果1顆120克	綜合堅果20克 無糖豆漿200cc	低卡味噌蔬菜湯 水煮蛋1顆

＊瘦身菜單第1～3天，參考92或94頁和106頁

	早餐	午餐	點心	晚餐
第7天	地瓜60克 無糖豆漿500cc 小蘋果1顆120克 燙青花菜100克 堅果10克	雜糧飯50克 炒蔬菜200克 （加1茶匙油） 煎蝦仁或鯛魚片 120克	綜合堅果20克 柳丁或橘子1顆	雞胸肉120克 炒蔬菜100克 （加1茶匙油） 番茄炒蛋 （大番茄200克＋ 蛋1顆＋油1茶匙）

＊瘦身菜單第13～14天，參考93或95頁和113頁

SPECIALSUMMARY 5

搭配的運動

開始執行的前三天，因為熱量較低的緣故，希望你不要做強度太強的運動，例如有跑步習慣的人前幾天可先跑慢一點或減少運動時數，第四天之後則可逐漸增加運動量。

我希望初期先藉由「較低熱量但均衡營養的飲食」讓你的飲食內容做一個基礎的調整，先改掉平日的飲食型態，改成一套低熱量高纖的餐點，如果這時你做太高強度的運動，可能會感到非常疲勞，如此一來可能造成之後的飲食菜單就進行不下去之外，身體的代謝率也不一定會好；例如前幾天我們可做一點簡單的運動，讓你的身體與心理處於一個溫和的狀態，第四天開始再增加運動強度即可。

當你減脂成功後（體脂肪達27％以下），你也要持續一週三次的運動與健康飲食，復胖就會遠離你。像我自己是固定每天

30分鐘間歇式運動，當我沒時間去運動時，就會在家裡做居家運動，逼自己養成運動的習慣並紀錄下來，維持一定的肌肉量，基礎代謝率才不會越來越低。

　　如果想要讓體態更健美，接下來可加入重量訓練，重量訓練之後肌肉量會增加，體脂肪率會下降，看起來將會更加結實健美。進行重量訓練時，建議找尋專業的健身教練指導比較安全。

建議的14天運動菜單

第1～3天	第4～5天	第6～7天	第8～14天
	棒式 一次30秒 共做5次		
	橋式 一組30下 共做4組		
	人面獅身式 一次10～30秒 共做5次		
無	靜止深蹲 一次20～30秒 共做3次 側棒式 每次撐起10秒 左右邊各3次	跳繩 500下或慢跑、 快走30分鐘（無 繩亦可）	側棒式 每次撐起10秒 左右邊各3次 自選運動30分鐘 例如：慢跑、飛 輪、滑步機 或跳繩1000下

核心運動

　　核心訓練做的好，可以矯正不良姿勢、讓身體的動作變得更快更有力、預防或減輕腰痛等等的好處。沒有運動習慣或是運動基礎的人，往往一運動就會覺得很累、容易疲勞或肌肉無力。恰到好處的核心訓練可先幫助你訓練軀幹的肌肉，軀幹肌肉穩定對於任何運動項目都是有幫助的。如果你平時沒有運動習慣，對於運動不知從何下手，可先從核心運動開始。

1 棒式

目的

· 訓練腹直肌

步驟

· 身體趴下，前臂撐地板垂直呈90度，雙腳伸直腳尖踩地，腳尖寬度與肩同寬即可

· 腹部與臀部收緊，維持抬高姿勢30秒

· 期間不要憋氣，記得保持自然呼吸

練習次數

· 一次30秒

· 共做5次

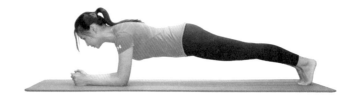

2 橋式

目的

- 訓練膕繩肌和臀大肌

步驟

- 平躺屈膝腳掌踩地，雙手放鬆手掌朝下，背部平貼地板
- 深吸氣並將肚臍朝脊椎方向內縮
- 呼氣時慢慢將骨盆抬高，一直到胸骨與膝蓋連成一線。保持肩膀貼地，雙膝朝正前方
- 呼氣時，慢慢放低骨盆，再回到上個動作

練習次數

- 一組30下
- 共做4組

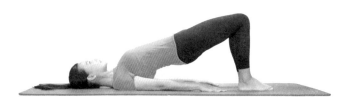

3 人面獅身式

目的

- 伸展腹部和腰部核心肌群

步驟

- 俯臥，雙腿伸直腳背貼地併攏
- 雙手打直，掌心向下貼地
- 吸氣，上半身抬高離地，停頓10至30秒
- 呼氣，身體慢慢還原至初始姿勢

練習次數

- 一次10至30秒
- 共做5次

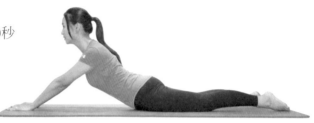

4 靜止深蹲

目的

- 訓練股四頭肌和臀肌

步驟

- 站立，雙腿微開與肩同寬，雙臂伸直（交叉於前胸亦可）
- 頭與背部打直，挺胸，肩胛骨後收
- 吸氣，屈膝使身體降低，直到大腿與地面呈平行，停頓20至30秒
- 呼氣時，重新站起到初始姿勢

練習次數

- 一次20至30秒
- 共做3次

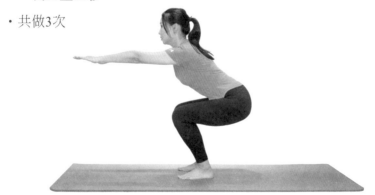

5 側棒式

目的

- 訓練前鋸肌和腹外斜肌

步驟

- 身體側伸，手臂彎成90度撐起身體，前臂平放地面，兩腿伸直併攏
- 呼氣時抬高上半身，頭部、骨盆與腳呈一條線，保持姿勢10至30秒
- 吸氣時緩緩放低，再重複動作

練習次數

- 每次撐起10至30秒
- 左右邊各3次

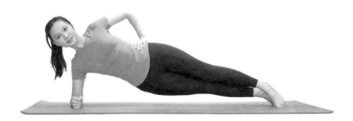

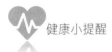 健康小提醒

需要更進階或其他專業動作，可請教專業教練指導，保持運動習慣，將會協助你提升肌肉量與代謝率，幫助你減脂更有成效。

間歇式運動

　　除了核心運動外，第六天開始會增加強度更高的運動，我推薦大家可以試試看「間歇式運動」。「間歇式運動」是指「高強度運動搭配低強度運動，並且反覆進行」。無論是飛輪或是跑步都可以間歇運動方式進行。以跑步為例，先慢速跑3分鐘，接著再快速跑持續１分鐘，然後慢速跑3分鐘，再繼續快跑１分鐘，如此反覆進行。這種訓練方式的好處是可以有效消耗大量熱量、增加肌肉量，且同時增進有氧跟無氧的能力，減脂效果大大提升，如果你還只在慢跑，不如試試間歇式跑步，減脂成效更明顯。

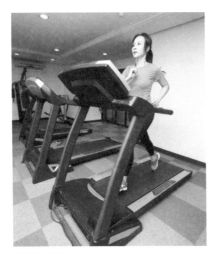

慢速跑3分鐘

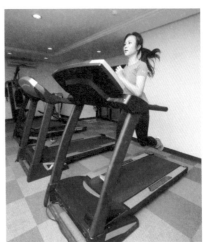

快速跑1分鐘

跳繩

　　這幾年流行健身，才發現教練們也很推崇跳繩這項運動，除了膝蓋、脊椎、腰部或腿部受傷者需要醫生評估以外，幾乎是大部分人都可以進行的簡單運動，很適合沒時間運動的上班族或是學生在家裡執行。

　　跳繩屬於有氧運動，能幫助強化肌耐力、增加心肺功能、提高骨密度、減脂。

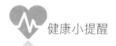 健康小提醒

跳繩注意事項

1　要穿運動鞋避免腳踝受傷。

2　跳繩前做熱身運動。

3　跳起時用前腳掌跳起和落地。

4　跳起時膝蓋應微微彎曲，不要完全伸直，否則易傷膝關節。

5　視線保持看前方。

6　腰與背打直，不要駝背。

7　以手腕施力甩動繩子。

8　運動後要做伸展操放鬆腿肌。

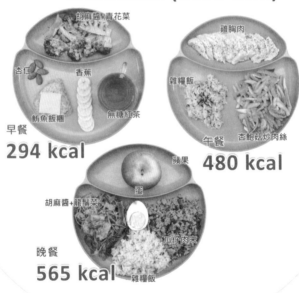

一日飲食紀錄 (1339 kcal)

胡麻醬青花菜

杏仁　　香蕉

鮪魚飯糰　　無糖紅茶

早餐
294 kcal

雞胸肉

雜糧飯

杏鮑菇炒肉絲

午餐
480 kcal

蘋果

蛋

胡麻醬+龍鬚菜

瓜仔肉末

雜糧飯

晚餐
565 kcal

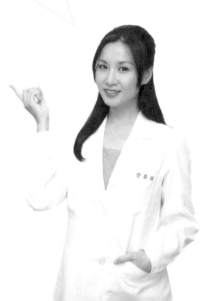

飲食紀錄可訓練自我控制能力
（不胡亂進食），也能迅速抓出
自己發胖的可能原因。

第四部分

執行減脂計劃時可能遇到的問題

正在減脂的朋友經常會有各式各樣的問題，或遇到
很多狀況不知如何應變，我把問題整理下來給大家
參考，希望能幫你解決疑惑。

Q1
需要每天量體重與體脂肪嗎？

我每天都有量體重與體脂肪的習慣，但體重數字總是起起伏伏的
讓人很不安，聽說要每天量體重才會有效果，這是真的嗎？

　　體重會受到許多外來因素干擾，例如女性經前或正值生理
期、排便與排尿狀況、運動後大量流汗造成身體脫水、飲食鹽分
太多造成水腫、用餐前後等，甚至測量的時間都會影響數值，數
字異動可能一天之內高達0.5至1.5公斤不等。因此測量體重最好在
同樣條件下進行才有意義，如果你想要每天量體重，可固定一個
時段測量，例如每天早上起床後，上過廁所後空腹測量，衣服的
厚薄也盡量固定，才能減少不必要的影響因素。

　　每天量體重可以幫助你了解自己的狀況，例如今天一早起來
比昨天重 1 公斤，但飲食部分這幾天已嚴格控制，你就要回想是
否有可能讓身體蓄水的可能，例如：昨日飲食太鹹或是接近生理
期，都會讓身體水腫，體重誤差就可能高達 1 公斤，進而調整飲
食或作息。

　　體脂肪的異動比較大，因為體脂計是利用「水油導電度」的不同，以微小的電阻通過身體來測量，測出來的數據會因人體的含水量而有明顯差異，例如飲水量、排尿狀況、運動前後或流汗的程度，以及是否有水腫或使用藥物等狀況，都會影響體脂肪率的計算。因此體脂計的使用也是與體重機一樣的使用原則，每天早上起床後，上過廁所後空腹測量，固定衣服的厚薄，以減少不必要的影響因素。

　　如果你是容易緊張的人，我建議你不用每天量，只要你能自己控制飲食與運動，不會暴飲暴食或放縱自己，3至4天甚至7天量一次都是可以的。

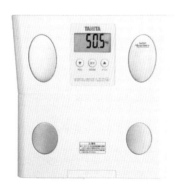

家用型體重體脂計測量體重

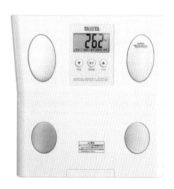

家用型體重體脂計，測量體脂肪雖不精準但可參考

　　但如果你已習慣用體重來檢視自己、督促自己，每天量體重已經成為規律，那你就每天量體重，但是要記得體重或體脂的數值可能會有所變動，不要因為突然的體重增減而影響了心情，要提醒自己是看長期變化而非短期異動。

　　我曾遇到一位朋友每天固定量體重，但只要體重增加了1公斤就開始煩惱、沮喪，甚至懊悔自己的飲食沒有控制好，然後陷入緊繃的狀態，接著想開始節食、用錯誤的方法斷食，因為節食讓心情更不好而陷入了憂鬱的地步。我趕緊跟她分析這增加的1公斤是因為生理期即將到來，因賀爾蒙異動造成身體蓄水，並鼓勵她維持健康飲食法，經過生理期後再來看數字，果真在生理期後漂亮地瘦下1公斤。

　　被數字綁架的感覺很不好，我們只要學會了正確的健康飲食法，搭配有效運動，你就能控制體重機上的數字，而不是被數字控制著。

Q₂

為什麼菜單中強調一定要多喝
水，我不愛喝白開水該怎麼辦？

**我已經習慣喝飲料，非常不愛喝白開水，沒有味道的水也喝不
下，有替代的東西嗎？**

　　水在人體占70％，包含新陳代謝、過濾廢物、消化吸收、調
節血液輸送等，無論是哪一個環節都離不開水。如果長期飲水量
少，尿液被濃縮後尿液中的鈣離子、碳酸鹽、磷酸鹽、尿酸鹽等
離子，容易在過度飽和的情況之下產生結晶，進而形成腎結石。
由於尿量生成較少，給細菌繁殖創造了條件，還可能引發泌尿道
感染，特別是女性更容易出現這類問題。因此，水對人體非常重
要，就算你再不愛喝也不得不喝。

　　再者，減脂菜單中的蔬菜量較高，如果水分攝取不足，不
僅會影響腸道正常的吸收工作，同時還會造成大便乾燥、便秘等
問題出現。因此建議成年人每日飲水量至少要喝到體重的30至35
倍。

　　當身體缺水時你也容易感到飢餓，如果耐不住飢餓跑去吃零食那不就前功盡棄，因此當你有飢餓感或嘴饞的時候，可以先去喝一杯開水，除了補充水分外也可以讓自己有點飽足感。如果非常不愛喝沒有味道的白開水，你可以試試看以下方法。

1 在水中加一點低熱量卻有味道的食材

　　例如幾片檸檬、柳丁、果醋等等，或煮枸杞紅棗水也可以，記得不要加糖，否則反而增加熱量有礙減脂計畫。

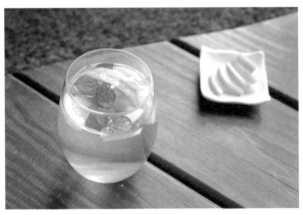

幾片檸檬與新鮮薄荷做成檸檬薄荷水

2 氣泡水

氣泡水有碳酸飲料的口感，卻沒有糖與熱量，你也可以每天加不同的水果片來增添風味，變換口味提升新鮮感。

3 花茶茶包

無咖啡因的花茶茶包也可提供其他風味。另外要提醒大家，有咖啡因的茶包一天一包即可，別在短時間內攝取大量咖啡因，因為咖啡因有利尿現象，恐會帶走身體的水分，如果你也經常攝取含咖啡因的無糖飲品，要記得適量飲用白開水補充水分。

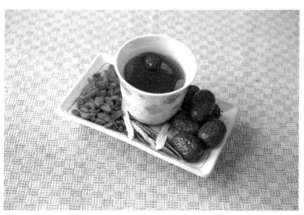

紅棗茶

Q3
排便不順怎麼辦？

減肥前我本來1到2天上大號一次，現在變成3天才大一次，這樣是正常的嗎？

　　醫學上對便祕的定義是：每週排便次數少於三次，或是排便時需要非常用力而且排出乾硬的糞便，所以1至3天排一次便是屬於正常的範圍。

　　當你排便有困難，排出又乾又硬的糞便時，通常是水分喝太少，例如夏季大量流汗造成水分流失，或是運動後沒有補充水分，或者是本來有喝飲料的習慣，但因減肥減少飲料卻忘了補充白開水，這些因素都會使飲水量降低。此時你只要增加水分攝取即可改善。成人每日每公斤體重至少攝取30至35cc的水，如果因運動流汗、有發燒、腹瀉、嘔吐等狀況，每天要再另外多喝300至500 cc的水。建議你早上起床可先喝一杯溫開水，喚醒腸胃道開始蠕動。

如果你已經喝很多白開水了，每天喝水量已超過2000 cc，且糞便狀態是正常不是乾硬的，大約３天排一次便，這是可能是因為進食量降低，糞渣變少所造成。如果你想要增加糞便體積，讓排便頻率便成１至２天排一次，可多攝取「高渣」食物以增加糞便體積，如多吃蔬菜，再加上喝足夠的水即可改善。

還有一種可能是運動量不足，尤其是久坐的上班族常因為活動力低，腸胃蠕動變慢而造成便秘。建議你增加有氧運動量，如快走、游泳、慢跑等運動可增加腹部的運動，有助於改善便秘。如果沒時間外出運動，有一個「腹部按摩法」我也很推薦。

步驟1·手握拳，手掌面朝下

步驟2·採ㄇ字型由右下腹往上繞過肚臍做環形按摩

手可擦點嬰兒油幫助潤滑。

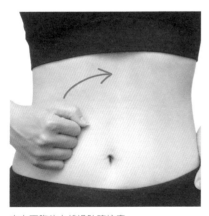
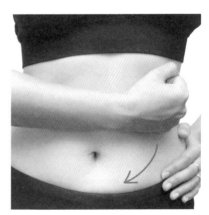

由右下腹往上繞過肚臍按摩　　重複執行10分鐘

步驟3・每次大約做十分鐘

　　另外，如果你有用藥，例如止痛藥、鎮痛劑、某些精神科藥物、含鋁胃乳等，也有可能會造成便秘，停藥後便秘情況會緩解。還有，心理壓力、睡眠不足時可能導致自律神經失調讓排便異常，這時你可能會便秘，但也可能腹瀉，若有這些不良症狀，建議你立即尋求醫師的協助。

 小知識

酵素促腸道蠕動助消化？

蔬果中的酵素含量豐富，可幫助緩解消化不良或協助腸胃蠕動，因此有人會喝由蔬果製成的酵素飲來幫助消化。針對酵素飲，我建議放在飯後飲用較有效果，因為裡面含有酵母菌及乳酸菌，在飯後喝能幫助消化，且植物發酵後會產生與能量代謝有關的維生素B1、B21、B6與葉酸，是不錯的營養素來源。但要注意這些酵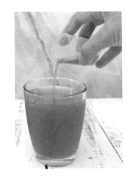素飲仍有含糖，請酌量飲用，否則會攝取過多不必要的糖。其實平時蔬果吃得夠，也不一定要藉由喝酵素飲才能助消化，在吃飯時細嚼慢嚥、保持均衡飲食習慣、調整正常作息、適度釋放壓力等，也就能保持腸胃道健康。

Q4
我已經吃完14天菜單了，想再繼續執行菜單內容可以嗎？

進行14天已經瘦了3公斤，但我還沒達到理想體重，接下來我該怎麼吃？可以繼續從第1天開始吃起嗎？

　　依照每個人狀態不同有三種方式進行，看看自己屬於哪一種狀態。

1　距離你的理想體重還差很多，體脂肪尚未降到30%以下

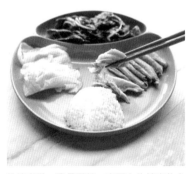

維持高纖、適量澱粉、高蛋白的健康飲食型態，維持體態非難事

　　如果你體脂肪尚未降到30%以下，體重也距離標準體重5公斤以上，你可以從第一天的菜單開始進行，再進行14天，因為這是一套營養均衡的菜單，熱量不會低於你的基礎代謝率，不會讓身體造成危害，所以一直吃下去直到你體脂肪下降到30%也沒問題。

2 體脂肪已下降到30％以下，但還沒達到自己的理想體重

當體脂肪已下降到30％以下，此時體重可能是在標準範圍內，但還沒達到你的要求，例如體脂肪是30％，體重已減到55公斤，但你想瘦到53公斤比較好看，還有2公斤的差距，此時你可以從第2週的菜單開始吃，並且運動一定要持續，一直到體重達到你的要求為止，這期間可能會很久，也可能會很快，但不要氣餒，堅持就對了。

3 體脂肪已達27％以下，體重也已經達到標準，但想要體態更結實

當妳的體脂肪已降到27％以下，體重也達到你的健康標準，但你想繼續塑身到「好看的體態」，或是讓腰臀比例更好一點時，除了基本運動要做外，可以增加重量訓練的時間，飲食部分，你可重複吃第二週的菜單，並在重訓後多喝一杯240 cc微糖豆漿與水煮蛋補充營養。你可能會擔心運動後吃點心讓熱量增加，是否會越來越胖？別擔心，因為這時你要降的不是體重而是體脂肪，重訓後給與肌肉足夠營養來生成肌肉量，體重數字可能增加，但體脂肪會逐漸下降，並讓肌肉緊實變得曲線更明顯。建議你找專業教練指導重量訓練課程，增加重訓可幫助你塑身成效明顯。

Q5
前面幾週瘦身效果很好，怎麼後來就遇到瓶頸？

食用減脂菜單的第一週瘦了2公斤，第二週瘦1公斤，但後來的體重就沒有再繼續下降了，想突破瓶頸怎麼做？

　　體重停止下降這是身體自然的保護機制，因為發覺主人的能量一直處於「負平衡」的狀態，消耗的熱量比吃進去的還要多，因此身體開始保留能量，讓主人不要一直消瘦下去。你可能會擔心，如此一來，就不能繼續瘦下去了嗎？別擔心，有一些方法可以讓你突破減肥瓶頸：

1　持續健康飲食型態，但偶爾改變飲食組成

　　先別急著想看到體重下降，你可先暫停減脂菜單一星期，但是這一星期不能肆無忌憚地亂吃一通，你可以偶爾幾餐選自己愛吃的外食享受一下，犒賞自己減下了3公斤，成績非常傲人，讓自己休息一下，其他時間仍繼續吃原型食物、高纖低醣飲食。當你稍微改變飲食組成後，三大營養素與熱量的改變會刺激代謝率，當我們下星期再繼續開始減脂菜單時，就會再有進一步的進展。

2 改變運動項目

　　換個運動項目，訓練別的肌肉也可以震盪一下身體，我們之前做的是核心運動與間歇式運動，著重在腹部、臀部與腿部，你可以增加上半身的運動，例如游泳、啞鈴、羽球等有用到手臂的運動，刺激一下手臂肌肉，讓身體平衡改變一下，代謝率有可能再做調整。

3 增加重訓

　　如果上述兩點你都已經做了，效果仍然不夠明顯，你可以再增加一點運動強度或時間，甚至增加重訓來提高肌肉量，不過此時我們要看的就不是體重，而是體脂肪，你可能會因為肌肉量增加而體重增加，但外型卻更結實，甚至腰圍會小一號，這是因為肌肉比脂肪重，同樣重量的肌肉體積看起來比較小的緣故。

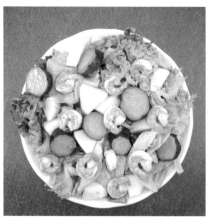

持續吃原型食物、高纖均衡飲食

Q6

如果有幾餐我無法照著菜單吃，該怎麼辦？

我是上班族，自從使用減脂菜單後就天天帶便當，減肥效果很好，不過最近因為工作關係，一星期總有一至兩餐不得不外食，這樣減脂效果會不會不好？

　　一開始減脂計畫執行時，我會希望你排除萬難、天天照著菜單吃，原因是因為我需要你的決心與堅定意志，如果連前14天你都沒辦法下定決心乖乖照著做，效果一定大打折扣。因此我另外設計了超商的菜單，在無法自己帶便當的情況下，去超商挑選食物，把對應的餐別用超商的菜單取代即可，這樣就算偶爾一餐外食也能輕鬆控制整日攝取熱量；而且便利超商到處都有，產品也有營養標示，我們可把熱量控制在一餐400大卡左右，並記得大原則：多蔬菜、原型蛋白質、適量澱粉，並多喝水，這樣就算外食也沒問題。

　　當你已經減到自己理想的體態時，接下來就是要維持的階段，這時不一定要乖乖的吃減脂菜單，偶爾自己煮，偶爾外食當然是可以的。

只要把握以下六個外食的原則就不會有太大意外：

1. 外食族最擔心就是油膩的澱粉；例如便當的白飯，或是炒麵、炒飯等主食類一定要減半

2. 為了增加飽足感與膳食纖維，有餐吃至少1碗的蔬菜類

3. 避免吃炸食或勾芡的料理

4. 避免甜飲料、果汁，可喝無糖茶類

5. 少吃加工品，多原型食物

6. 湯麵的湯不要全部喝完；否則喝下太多鹽易水腫

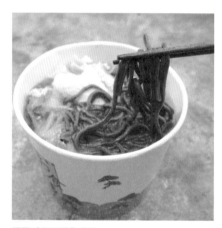

麵要減半不要全吃完

如此的控制雖然吃下的熱量可能會比自己做的減脂餐高一點，但也不會多出太多，可利用增加運動的方式把熱量消耗掉，因此偶爾吃點外食還行，但如果你三天打魚，兩天曬網，可能復胖就會找上門了。

Q7
這些菜單也適用於168斷食法嗎？

因為工作關係，我吃東西的時間不像正常上班族一樣，非常不準時，沒辦法隨著菜單定時吃飯，如果我把三餐加點心的內容集中在8小時內吃完，16小時斷食，這樣也可以嗎？

現在盛行的168斷食，指的是一天24小時之內，集中在8小時把食物吃完，剩餘的16小時不再進食，讓葡萄糖與肝醣被身體消耗殆盡，最終消耗脂肪做為能量來源，而達到瘦身效果。

我的減脂菜單也可使用在168斷食法，因為營養素均衡、熱量也有控制，所以只要全部吃完，就不會有營養匱乏的問題。

但關於斷食法，我個人是不建議長時間不間斷地進行，當你已經達到期望的體重，就應該停止斷食法。因為現在有許多人反應實行168斷食法之後，雖然體重有下降，但也造成一些副作用，例如月經失調、胃痛、失眠等問題，當然也有人的體質很適合168斷食，長時間實行168斷食沒問題，但如果你的體質不適合，有出現不舒服的症狀，例如：胃痛、經期失常、失眠、憂鬱、沮喪等狀況，建議你不要長時間實行斷食法，差不多一個星期就該恢復

正常的健康飲食，讓身體休息2至3星期後再進行一次斷食。

其實，若是有心想靠控制飲食來減脂的人，重點應該放在飲食的內容，而非進食的時間。例如有些工作非常忙碌的人一天只有吃一餐，但他們的體型卻越來越福態，甚至不到中年就罹患糖尿病或其他慢性病。探究其原因，往往因其不注意飲食內容所造成，例如經常大魚大肉、甜食炸物不拘、一餐的熱量抵別人的三餐，長此以往當然越來越胖。

我要推廣的是能長期食用的健康飲食，而非節食或斷食法，且食用營養不均衡的飲食復胖機率非常高，依照健康飲食原則，選對食物就不會挨餓，在輕鬆、無壓力的情況下健康減重，才是維持體態與培養健康心理的長久之計。

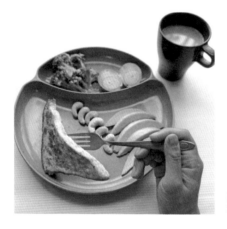

就算是168斷食也應該要維持健康飲食型態，不是無限制的大吃大喝

Q8
糖尿病患者適合這份菜單嗎？

我的婆婆（155公分／60公斤／65歲）有糖尿病，目前有口服降血糖藥物，也想跟著我一起吃這套菜單，不知道有糖尿病的人是否可以使用？

　　依照婆婆的身型算起來，如果想維持目前體重，建議每日吃1400至1500大卡即可，我設計的減脂餐醣量對他來說是合適的，不過由於減脂餐的蛋白質含量較高，不能確定婆婆的腎指數為多少（沒有看到腎指數的數據），因此需要知道準確的生化數據後，才能判斷婆婆是否能食用此菜單。

檢驗單

49歲 女性，身高:161cm，體重59kg

	項目	結果	參考值
收縮壓	SBP	93	90-139 mmHg
舒張壓	DBP	59*	60-89 mmHg
三酸甘油脂	TG	183*	<150 mg/dl
總膽固醇	Cholesterol	180	<200 mg/dl
飯前血糖	AC	121*	70-99 mg/dl
尿素氮	BUN	7.0	6.0-20.0 mg/dl
肌酸酐	Creatinine	0.5	0.5-0.9 mg/dl
尿酸	Uric acid	4.4	2.4-5.7 mg/dl

需要生化數值才能判斷腎功能或血糖控制情況，再評估是否適合

　　針對特殊疾病患者，需要經過營養評估才能安排適當的熱量、醣量、蛋白質。營養評估的過程較為複雜，首先營養師要先知道他的身高、體重、年齡、性別、活動量等資訊，再來詢問個案的生活飲食習慣，才能幫他設計適合的菜單建議。

　　因此，如果特殊疾病患者想減肥，一定要到醫院諮詢營養師，醫院的營養師會依照生化數據給你適當的建議，如果貿然使用網路上的減肥餐單來減肥，可能會為害身體。例如有些減肥菜單是生酮飲食，如果糖尿病患不小心食用了生酮飲食，除了可能造成「低血糖昏迷」之外，還可能因為血液酸度提高、電解質失衡，引發「酮酸中毒」，或者加速腎臟的負擔導致腎功能惡化、甚至洗腎。如果是有痛風病史的患者也可能因為蛋白質含量過高、生酮飲食油脂過多，引起痛風急性發作。

　　某些糖尿病患需要注射胰島素來控制血糖，更不能使用斷食法來減肥，否則在沒有進食的情況下又要打胰島素，會引發「低血糖昏迷」，因此我建議糖尿病患或其他慢性病患應尋求專業營養師協助，學習健康飲食的原則，並搭配有效運動，減重計畫不要太急促或嚴苛，例如一個月減 1 公斤，慢慢的讓體重下降，除了有效控制血糖，也能讓身體逐漸恢復健康。

Q9

老是覺得肚子餓，這到底是怎麼了？

明明吃才完飯沒多久，卻又覺得肚子餓，看到零食就嘴饞，不吃好痛苦。

「到了晚上就想吃零食！」「越是減肥時期越想吃東西，到底是哪裡出問題了？」「看到甜食就受不了……」你是不是也常有這些問題？到底是嘴饞還是真的餓？先教你學會分辨「真餓」與「假餓」：

真餓時刻

1 距離上一餐至少3小時以上

肚子發出咕咕叫的聲音，這是胃裡食物被排空，空氣經過腸胃時發出的聲音，再不吃可能會造成胃不舒服。

2 血糖不夠了出現頭暈眼花的感覺

通常是血糖控制不良者（糖尿病）、老人或小孩可能會出現這種情況，健康人血糖會保持平穩，不至於血糖控制不良。

　　如果是真餓時刻，你可吃一份水果補充糖分，再喝一杯牛奶，這樣大約200大卡左右，可緩解飢餓感；既然餓了就吃點健康的食物補充能量，當然是可以的，不要去吃精緻澱粉類如麵包、蛋糕、甜甜圈等，小小一個甜甜圈就要400大卡，沒有蛋白質也沒有優質礦物質或維生素，只有醣類與油脂，長期下來只會累積熱量，讓體脂肪逐漸升高。

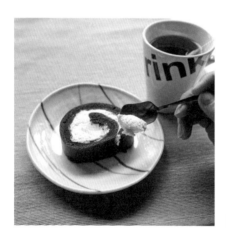

蛋糕的營養組成就是油與醣

假餓時刻

1 剛吃完飯就餓

　　可能是當餐油脂量或蛋白質較少導致飽足感低，這時喝個水有助於提升飽足感，或可以吃3至5顆堅果（杏仁、核桃等），很快就會提高飽足感。

2 身體缺水

人體缺水時也會有飢餓感，這時喝杯水再觀察一下，就可辨別是真餓還是假餓。

3 習慣問題

當你在做某件事的時候就想吃東西，例如看電影就要吃零食，下午辦公時要喝飲料，晚上看連續劇要配啤酒，這習慣一旦養成，時間到就會有假飢餓感出現。

4 焦慮或壓力情緒

不良情緒干擾神經系統，讓食慾出現異常出現假性飢餓，所以才會有那麼多人喜歡在心情不好的時候選擇用「吃」的方式來緩解。

若已確認是假餓了，就要想辦法克制自己，以下是我自己常用的方法：

- 嘴饞時就先喝水，有幾次喝水之後我就飽了。
- 太無聊就會想吃，那就找事情做轉移注意力，做瑜伽、去睡覺就忍過去了。
- 吃飽飯就去刷牙，減少宵夜的慾望。
- 家裡不要存放零食，或是買低卡零食，至少吃了殺傷力減半，並學會看營養標示，吃100大卡就停（再喝水就飽了）。

Q10
如果我的老公／男朋友要一起實行計畫，菜單適用嗎？

一個人的食材不好買，所以我找了男朋友一起吃減脂餐，我做便當時就一次做兩個，但不知道男生的份量是否也是如此？運動量也是照你建議的就行了嗎？

　　減脂時的熱量攝取需要依照基礎代謝率去安排，但基礎代謝率通常男性會高於女性，而我這次設計的菜單熱量為1200至1400大卡左右，是屬於無運動習慣、活動量低、代謝率介於1100至1400大卡的人，男性的基礎代謝率通常為1400至1700大卡，如果吃這份菜單，熱量稍嫌低了點。

　　吃低於基礎代謝率的熱量，雖初期會瘦得很快，但因為攝取的營養素太少，人體會認為主人正處於飢餓狀態因而開啟節能模式，盡量節省能量維持身體基本的活動，如此一來，基礎代謝率逐漸下降，將會比平常更容易累積脂肪，就會遇到「減重停滯期」。如果長期吃低於基礎代謝率的熱量，人體無法從飲食中得到足夠的營養時，肝臟會分解存在肌肉或肝臟裡的肝醣來產生能

量維持生命，如果還是不夠就會分解體脂肪和肌肉來產能，此舉將會造成肌肉流失，肌肉一旦流失基礎代謝率就更低，也造就了所謂的「易胖體質」。

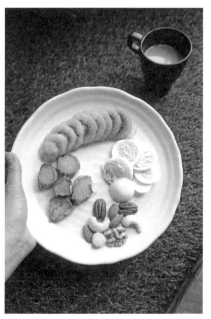

這是女生的份量，男生吃可把雞蛋改為1.5顆，地瓜增加三分之一，堅果、水果與拿鐵的份量不變

因此，若男性朋友也想一起吃減脂餐，可把每一餐的肉類與澱粉類增加四分之一至三分之一，將蛋白質與醣類調高熱量才會足夠，油脂類的含量不用增加，因為此菜單的油脂類為每天7至8份，已達到衛生福利部國民健康署「每日飲食指南」的建議範圍內，再增加油脂會過多；而男性的肌肉量通常比女性高，增加蛋白質與醣類是合理的範圍，只要不要攝取太多就不會有過量的危險。

男性運動的部分可按照自己喜好，或按照我建議的運動亦可，只要自己能力能及，不要勉強自己做過量的運動就好；記得運動後要多補充水分，保持身體代謝正常。

Q_{II}
生理期來可以減肥嗎？

生理期總感覺很虛弱，提不起勁，如果還要減肥感覺很可憐，到底生理期時可以減肥嗎？ 運動項目要停止嗎？

我設計的減脂菜單是以均衡飲食為基礎，營養素也足夠，因此生理期食用沒有問題，曾有朋友減脂時遇到生理期，她選擇持續食用這套菜單，在生理期後反而瘦下1.5公斤，並沒有不良效果。

因此，我建議你繼續執行菜單，但如果你執行時發現因生理期緣故飢餓感特別強烈，或是情緒容易不好，甚至生理痛特別明顯，那你可考慮先緩一緩。因為在荷爾蒙的影響下容易情緒不佳，若還要嚴格控制飲食可能造成反效果（反而狂吃），不如在生理期時只要以健康飲食為方向，不要著重在體重數字上，等過了生理期後才是減肥最好的時機。

我自己在生理期間會維持健康飲食，運動也會固定進行，除非腹痛難耐我才會停止進行中高強度的運動（如慢跑），但還是會安排小運動，例如瑜伽緩解腹部疼痛，簡單伸展操放鬆肌肉

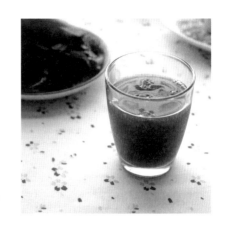

減糖的黑糖枸杞黑木耳露，
高纖低卡又養生

等。在生理期間做運動，會使身體新陳代謝加快，如果你也是經
期時容易水腫的人，運動還能解決水腫問題，讓氣色變得更好！
因此只要身體能負荷，運動是不用停止的。

　　另外，生理期的腹脹腹痛，每個人的程度不同，很難說有什
麼食物可以幫你緩解腹痛，但以營養學角度來說，大量流失經血
的時候，補充高鐵、高蛋白的食物的確有幫助，例如紫米飯、菠
菜等高鐵食材搭配魚、牛肉、豆腐等高蛋白食材，這樣是高鐵高
蛋白的一餐，但也要注意控制份量，就能吃得健康又享瘦。

　　經期時容易有嘴饞的現象，黑巧克力是我最愛的經期小點
心，但一次最多就是吃20克，不會過量。夏天我會煮黑糖枸杞黑
木耳露，高纖低卡又養生。如果是冬天我則是會煮黑糖薑湯或是
黑糖紅豆湯，每次喝完都感覺心情很好，但吃的量也不多，大約
是二分之一碗至一碗左右，生理期我通常只要吃一點就會腹脹，
沒辦法大吃大喝，因此在生理期過後，體重反而會下降0.5公斤。

Q12
不能吃肉的人（素食者）能否把菜單內的肉類換成豆腐？

我是奶蛋素食者，研究您的菜單後發現，前三天的食材因沒有肉類，所以素食可吃，但後面開始出現了雞胸肉、豬排、魚，請問如果不能吃肉的人是否可以用豆製品替代？份量又該如何替換？

　　素食者的蛋白質來源通常以豆製品為主，例如豆腐、豆皮、豆干等，另外毛豆也是高品質的植物性蛋白質來源，我們可以利用這些食材來取代肉類，不過由於豆製品的熱量較低，重量要增加，整體的熱量與營養素才夠。例如雞胸肉120克換成傳統豆腐160克，豬排120克或鱸魚150克換成傳統豆腐170克，大致上是這樣的比例。不吃蛋的人也則利用毛豆來取代，例如帶莢毛豆80克約等於一顆水煮蛋的熱量。如果不能喝鮮奶就改喝無糖豆漿，例如鮮奶250cc與無糖豆漿500cc的熱量相當。

　　選擇植物性蛋白時，盡量用原型的豆製品例如豆腐、豆皮來取代肉類，不要挑選到素食加工品如素魚、素火腿、百頁豆腐等這些素食加工品，因為豆製品通常口味較為清淡，為了好吃，素食加

工品會加重調味或用油炸來增添口感,卻為身體帶來更多負擔。

另外像麵筋製品為一種小麥蛋白,例如麵腸、麵筋、麵輪等,不過麵筋製品很容易用炸的,如此一來油脂含量會非常高,再者,麵筋製品的蛋白質沒有大豆蛋白優良,因此不建議素食者以麵筋做為平日蛋白質的主要來源,盡量以大豆蛋白為主,麵製品為輔。

最近有也有素食新寵:未來肉,未來肉的蛋白組成很多元,包含豌豆蛋白、大豆蛋白或綠豆蛋白等,沒有肉類的膽固醇,但為了口感近似肉類,會添加植物油調和,例如芥花油、椰子油等,某些未來肉的產品還有豐富的膳食纖維,這是普通肉類沒有的營養素,為素食者提供另一種蛋白質的選擇,素食者也可以列入參考之中。

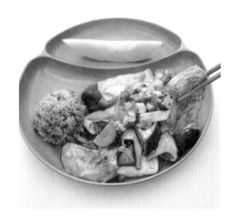

板豆腐切片煎至兩面金黃,再加香菇、蔬菜一起炒就成了好吃的鐵板豆腐,簡單又美味

Q13
作息跟別人不同，經常需要值大夜班，能使用這份菜單嗎？

我的工作需要值大夜班，通常是在12:00至19:00睡覺，這樣的作息可以使用這份菜單嗎？

夜班工作者真的特別辛苦，如果沒有仔細調養，長期輪值夜班可能會讓新陳代謝變差，身體保健也比一般人不易，因此更要注意飲食均衡與適度運動，才能讓減脂計畫順利進行。

如果是像右頁的時間安排，一天三餐加一份點心，就可以使用這一份菜單。但有的大夜班吃飯時間不定，可能一天之內只能吃到兩餐，沒辦法吃到三餐，那就等於是168斷食的概念，我的減脂菜單使用在168斷食法也行，只要把菜單內食物盡量吃完就不會有營養匱乏的問題。但

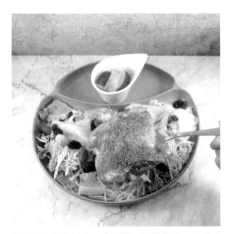

便利商店買份沙拉，自己煎一塊雞腿排，加份水果就成了低醣高纖高蛋白餐

我仍建議理想的方式還是分三餐攝取，不要一直進食，也不要吃太少餐，原因如下：

1・不要大小餐，讓身體以最舒適的方式獲得充分營養。

2・規律飲食讓血糖穩定身體才不容易疲累。

3・均衡三餐與規律進食可讓腸胃道的消化液正常分泌。

4・維持適當間隔的飲食，讓身體有足夠的時間讓消化上一餐。

　　大夜班的工作通常會輪流，不應讓一個人長期值大夜班，如果大夜班時執行減脂有困難，你就把減脂期放在正常班來進行，避免要減脂又要工作而讓心理與生理都造成負擔，減脂就變成一種壓力，效果可能大打折扣。另外要提醒大家，無論是夜班、大夜班、正常班，都要保持健康飲食，並養成睡前兩小時不要進食的好習慣，復胖就會遠離你。

就算是大夜班，也可以規律吃三餐，例如：

19:00～20:00　　起床後吃第一餐
↓
凌晨1:00～2:00　　吃第二餐
↓
4:00～5:00　　吃點心
↓
下班後去運動30分鐘
↓
8:00～9:00　　吃第三餐
↓
12:00　　睡覺
↓
19:00　　起床

Q14
要減到什麼程度才算減肥成功？

我的身高165公分，體重70公斤，體脂肪35％，我應該要減到幾公斤才算成功？減肥的目標該如何制定？體重與體脂的標準是多少？

　　想幫自己設定一個目標，可計算理想體重為標準。計算理想體重公式有三種，如下表：

1	公式一	男	（身高（公分）－170）× 0.6＋62
		女	（身高（公分）－158）× 0.5＋52
2	公式二	男	（身高（公分）－80）× 0.7
		女	（身高（公分）－70）× 0.6
3	BMI公式（男女不拘）	身高（公尺）× 身高（公尺）× 22	

　　在標準體重±10％的範圍內，皆屬於正常體重範圍。

以BMI的公式舉例，標準體重＝身高(公尺)×身高(公尺)×22

例如：身高165公分的人，理想體重是1.65×1.65×22＝59.9公斤

59.9的±10％分別為53.9與65.9公斤，因此53.9～65.9公斤皆屬安全範圍

　　你的身高為165公分，53.9～65.9公斤屬安全範圍，因此你可先設定60公斤為目標，而較理想的減重速度是一週減0.5～1公斤，預估一個月可減下2～4公斤，約在3至4個月降到60公斤，你若能長期保持60公斤不復胖才是減肥成功。

　　體脂肪的部分，一般而言，女性體脂肪大約在17～27％之間，年齡越大體脂率會越高，因此要看年齡來判斷，體脂肪率建議標準如下表：

	標　準		警　戒　區		肥　胖
男性	18～30歲 14～20%	30～69歲 17～23%	18～30歲 20～25%	30～69歲 23～25%	25%以上
女性	18～30歲 17～24%	30～69歲 20～27%	18～30歲 24～30%	30～69歲 27～30%	30%以上

你目前是體脂肪是35%，初期可把目標訂在30%以下，等待達成後，持續保持健康飲食、正常作息與規律有效運動，體脂肪有機會慢慢降到27%以下。

其實每個人的標準都不同，我們應依照自己的喜好去安排，並非照著世俗的眼光來制定標準，例如，有人會認為165公分女性應該要像電視上的模特兒一樣48公斤才美麗，但其實不然，從醫學上的角度看來，48公斤的BMI值已低於18.5，如此一來容易增加死亡率，因為人體過瘦時可能造成內臟脂肪不夠，內臟脂肪有保護內臟的作用，如果此時人體遭受嚴重撞擊（如車禍），受傷的程度會比BMI正常者還要嚴重（例如脾臟遭受方向盤撞擊而碎裂）。且過瘦者常因脂肪量不夠而使賀爾蒙分泌異常，造成女性不孕症的發生。過瘦的女性還可能因為鐵質的缺乏造成受孕率降低。有些人熱衷節食，積極的讓BMI降到18以下，長期節食的情況下可能出現厭食症等精神性疾病。因此減重過猶不及，達到建議標準即可。

Q15
代糖到底好不好？對人體會不會有不良影響？

我買過低卡的產品，有些產品會標榜使用代糖、熱量低，但代糖安全嗎？長期吃代糖會不會對身體不好？

　　代糖是甜味劑，屬於食品添加物的一種，因此代糖的安全性受到嚴格的管控。例如「糖精」是目前市場上常見的代糖，經過多次毒性測試證實是被允許添加在食品中，因此只要按照國家標準來使用代糖即是安全的。

　　通常是肥胖、需要減脂的人或糖尿病患比較有機會吃到代糖產品，一般人並不用特別購買代糖產品。而且代糖也不一定是零卡或完全不影響血糖的物質，讓我們先認識常見的代糖，學會正確選擇代糖產品。代糖可簡單分為以下兩類：

糖醇類代糖

　　會產生熱量的代糖，每公克產生2至3大卡，例如麥芽糖醇、木糖醇、山梨醇等；而赤藻醣醇的熱量較低，大約每公克產生0.2至0.3大卡。這些糖醇類雖然有熱量，但已經比蔗糖低（蔗糖

每公克產生4大卡），因此可減少熱量的
攝取；醣醇類代糖常被添加在無糖口香糖
中，例如右圖為無糖口香糖的熱量表，兩
顆口香糖碳水化合物1.8公克，仍有4.3大
卡的熱量。

營養標示		
每一份量2.8公克		
本包裝含13份		
	每份	每100公克
熱量	4.3大卡	154大卡
蛋白質	0公克	0公克
脂肪	0公克	0公克
飽和脂肪	0公克	0公克
反式脂肪	0公克	0公克
碳水化合物	1.8公克	64.3公克
糖	0公克	0公克
鈉	0公克	0公克
每一份量含2粒		

無熱量人工甘味劑

甜度為蔗糖的200至300倍，只需要
一點點就可達到所需甜度，因此熱量趨近於零，例如糖精、蔗糖
素、醋磺內酯甲、阿斯巴甜（苯丙酮尿症者不可食用），在大多
標榜「零卡」的食品中，如零卡可樂，都會使用到這些代糖。

食用代糖可能造成的不良影響，如下：

1 對於糖的依賴度不減反增

如果遇到「愛吃甜食又戒不掉的糖尿病患」，我會建議他
購買無熱量的人工甜味劑，來取代「原本就會攝取的糖」，讓血
糖不至於飆高；或是習慣吃能量棒的健身者，如果能選擇代糖做
的能量棒，就可減少來自蔗糖的熱量。當然也會希望大家努力戒
掉愛吃甜食的習慣，非必要別使用代糖，因為長期習慣吃很甜的
人，到了老年味蕾退化後，對糖的敏感度會降低，所以需要甜一
點才會有感覺。如果是嗜甜者則會越吃越甜，對健康不利，因此
還是希望大家能減少對糖的依賴性，無論是蔗糖或是代糖都減少
攝取較好。

2 造成減肥失敗或影響血糖

研究指出，食用代糖對減肥的益處沒有想像中高，甚至會造成減肥失敗，原因是雖然來自蔗糖的熱量降低，但通常食品本身的澱粉與油脂量並沒有減少，而且更因為標榜無糖會讓減肥者誤認為「這是無糖健康，所以可以多吃」反而吃到高熱量或是高脂的食品，導致越吃越胖。例如市

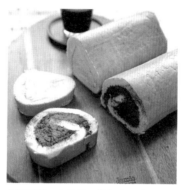

生酮蛋糕：由乳酪、鮮奶油、赤藻糖醇做的，雖低醣但是高油脂，這樣一片熱量約200大卡並無想像中低。

面上有代糖做的蛋糕或餅乾，其成分仍含有高量的奶油、麵粉等，因此熱量不低，仍要限量攝取。

3 糖醇難消化，造成腸胃不適

有些人大量食用糖醇類代糖後，造成腹脹、腸胃不適的情況。這是因為糖醇在腸道中消化分解過程中容易產生氣體累積在胃腸，若有這樣的情況，你可能不適合吃糖醇類的代糖。

在我看來，正確使用代糖的確能幫助減少糖類攝取，達到控制血糖或是控制體重的目的，只要選擇法規內安全添加的食品，我們就不用對代糖感到恐懼。但是對於已經存在血糖問題或是嗜甜者，千萬不能因為添加了代糖而大量食用，造成反效果就後悔莫及。

Q16
植物奶可以取代鮮奶嗎？
植物奶、牛奶哪個好？

聽說植物奶很健康，我把燕麥奶或杏仁奶取代牛奶可以嗎？

近年來興起的燕麥奶是蔬食者取代牛奶的一種飲品，把它加入咖啡或紅茶中做成拿鐵也很適合。不過，燕麥奶其實是澱粉類，以營養價值看來燕麥奶的醣類較高，而脂肪與蛋白質較低，且幾乎無鈣質，因此不能把燕麥奶當成牛奶喝。至於杏仁奶、夏威夷果仁奶、椰奶等則是堅果種子類，屬於油脂較高、蛋白質較低的飲品，醣類的部分則是看各家廠牌是否有添加麥芽糊精或砂糖而異，但這些堅果奶的鈣質也不能與牛奶相比。因此，如果是需要補鈣的人，千萬不能把堅果奶取代牛奶。

至於豆漿（豆奶），也是植物奶的一種，豆漿的植物性蛋白質非常高，其中的卵磷脂與大豆異黃酮素是牛奶中沒有的，且脂肪量較全脂牛奶低，但鈣質的部分只有牛奶的七分之一，所以我們也無法從豆漿中喝到像牛奶一樣的鈣質。不喝牛奶的素食者，想從豆漿中獲得足量的鈣質是困難的，必須從飲食中另外獲得。

對於植物奶的用法，我認為植物奶能提供與牛奶不同的維生素和礦物質，熱量也較全脂牛奶低，只要我們了解植物奶的特性與種類，偶爾喝植物奶飲品也是另一種調劑，也能提供多元的營養素攝取更趨近於健康飲食，增添生活樂趣。

每個人可依照需求選擇適合的各種奶製品，並注意以下重點：

1 牛奶的優勢是高鈣、蛋白質、維生素D

適合需要成長的孩童、要補鈣的成人，減脂時期可改喝低脂牛奶，降低脂肪又獲取蛋白質與鈣質，一舉多得。

2 豆奶的鈣質沒有牛奶高（只有牛奶的七分之一）

但是豆奶具有低脂高蛋白質的優勢，並含有卵磷脂與大豆異黃酮，是乳糖不耐症或素食者的好選擇。

3 米漿、燕麥奶是屬於醣類來源的植物奶

米漿是我們常見的中式早餐搭配，不過米漿會加糖，因此減脂時不適合喝。無加糖的燕麥奶也是搭配咖啡的好材料，但是對於要減醣的人就不太合適，不過如果是運動後要補醣的人，無糖燕麥奶就是個不錯的選擇。

4 杏仁奶、夏威夷果仁奶、椰奶是堅果種子類

脂肪含量雖然高一些，但這是好的油脂，只要把烹調用油減少、不吃炸物，改成喝健康的堅果奶也是很好的調整，堅果奶還有維生素B群、E與礦物質鎂，營養價值也是不錯的。

各種植物奶與全脂牛奶的比較

食物分類	奶類	豆類	全穀根莖類		堅果種子類		
名稱	全脂牛奶	無糖豆漿	有糖米漿 (含糖、花生)	無糖燕麥奶	杏仁奶	夏威夷果仁奶	椰奶
蛋白質	7.4	8.6	2.6	2.4	1.9	1.2	1.4
醣類	11.5	1.7	25.4 (含22g糖)	19.4	6.7 (含4g糖)	6.2 (含4g糖)	7.2 (含6g糖)
脂肪	8.6	4.6	4.8	1.9	6.0	4.6	8.9
熱量 (240ml)	151	77	156	101	89	72	108

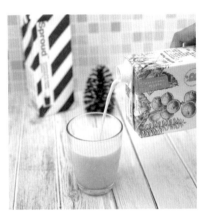

堅果奶油脂比例較高，有維生素B群、E與礦物質鎂，營養價值與牛奶不同。

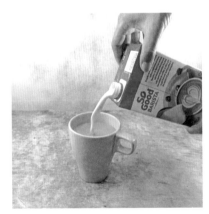

燕麥奶拿鐵別有一番風味，但燕麥奶屬於澱粉類，蛋白質含量沒有牛奶高。

小知識

低脂奶好？還是全脂奶好？

以往我們認為低脂奶比全脂奶好，是因為低脂奶少了一半的脂肪，可以降低熱量以外，鈣質與蛋白質還與全脂奶相當，如果想控制體重又不想喝下過多的油脂，當然想選低脂奶。

但是，後期的研究卻發現，牛奶中的乳脂肪含有對人體有益的健康成分，例如油酸、中短鏈脂肪酸與維生素D等等，對於保護、預防心血管疾病扮演重要角色，研究也發現，每日攝取兩份全脂乳製品的族群，罹患代謝症候群與高血壓風險有降低的趨勢，這些研究結果讓許多人開始接納全脂奶，不再堅持只喝低脂奶。因此，針對想減肥的族群，在能選擇優良食物種類與控制份量的情形下，牛奶中脂肪對體態控制的其實影響不大。重點是，我們應該減少吃炸物、糕點類的奶酥、奶油等不好的油脂，多攝取原型食物中的好油脂，這才是健康飲食的最高原則。

Q17
用不適合的減肥法減出許多副作用，現在還有辦法補救嗎？

我前陣子靠節食減肥瘦得很快，但最近出現停經、掉髮的情況，吃一點就會變胖，如果改吃你的菜單身體會恢復健康嗎？

　　你已經出現停經、掉髮等情形，當務之急就是要用均衡飲食調整身體，只是你的健康狀態已被破壞，需要較長的時間來調養，只要有耐心，跟我一起進行均衡飲食，並且養成規律運動習慣，搭配正常作息慢慢調養，假以時日便可逐漸恢復健康。

　　再重申一次，為什麼減肥時營養素均衡那麼重要？當你節食不吃肉類時，蛋白質攝取不足肌肉量會下降、免疫力會變差、指甲頭髮易斷，身體狀況會越來越差。有人減肥時完全不吃油脂，長期不吃油會有脂溶性維生素A、D、E、K攝取不足的問題，會讓代謝異常、免疫功能下降，還可能因膽汁分泌減少而消化不良，出現腹脹或便秘等問題。還有人只吃水果或蔬菜當正餐，由於餐點中無油脂與蛋白質，飽足感無法持久，結果餐後很快地感到飢餓，反而控制不住食慾，大喝珍珠奶茶、吃雞排，吃完還懊

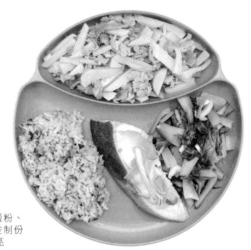

均衡飲食就是每餐有澱粉、肉、蔬菜、油脂，並控制份量，讓你瘦得健康又漂亮

悔地想吐出來，恐造成心理疾病出現。此外，人體如果長期缺乏油脂，易造成荷爾蒙分泌不足，也會出現停經、失眠、頭痛等早衰症狀，還有脾氣暴躁或憂鬱等現象。

我還聽過許多莫名其妙的減肥法，什麼「蘋果減肥法」、「豆漿減肥法」，最近甚至出現「減肥餅乾」，要你花大錢去買所謂的減肥餅乾，只能吃他們規定的水果、蔬菜等食物，其他食物都不要碰，只要吃減肥餅乾，營養素就足夠且有飽足感，標榜不會飢餓的瘦身法。這種減肥法就是抓住大家偷懶的心態（不想運動、不想煮飯等），方法不僅傷身體還傷荷包，得不償失。

仔細觀察我設計的菜單，將會發現每餐有澱粉類、蛋白質類、油脂類、蔬菜類，每天也會吃到水果類，這是以均衡飲食為基礎，並且控制份量的科學減肥法，我們既能獲取原型食物的營養素，又可達到控制熱量的效果，因此學會均衡的減脂飲食法，除了讓你保有健康，還能瘦得漂亮，非常建議你立即執行菜單內容。

Q18
真的沒時間運動，只吃減脂菜單會瘦嗎？

我依照減脂菜單吃了兩個禮拜真的瘦很多，沒做運動也有瘦，那我之後是不是可以不運動只控制飲食就好？

　　我知道很多人在很期待我說：「對！你照著菜單吃就可以不用運動。」這當然是不可能的，相反的，我要用力地提醒大家「養成運動習慣很重要」。

　　初期執行菜單時，由於攝取熱量降低，可能讓你在沒有運動的狀況下也能瘦得很快，但是沒過多久便會發現體重下降得越來越慢，甚至體重會回彈、有復胖的情形，為了讓體重持續下降，除了減少食量似乎沒有其他的路可走，接著越吃越少。年輕時新陳代謝率較高，你可能只要少吃一點就變瘦，但成年人隨著年紀增加代謝率會逐年下降1～2％，雖然食量跟以前一樣多，但消耗的熱量卻降低了，多餘的熱量會以脂肪的形態儲存在體內，這時如果再加上不運動，肌肉逐漸流失，更加速新陳代謝率下降的程度，此時再怎麼少吃也瘦不下來，就變成大家說的「喝水都會胖」的易胖體質了。

因此，我一直強調養成規律運動的習慣很重要，希望你了解「人體要不斷維持活動量或運動，你的肌肉才會有存在的意義」，如果你經常不運動、久坐、懶得動，肌肉就會逐漸遠離你。等到年齡大了，還可能會有肌少症的情形發生，一旦跌倒後就站不起來，這都不是我們樂見的情況。

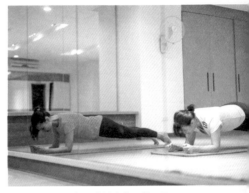

跟著Youtube 居家運動影片動一動，不用出門也能健康瘦

「我沒時間運動」、「運動要出門很麻煩」這些都是常聽見的話，對於運動初學者或無運動習慣的人，我也不是要強迫你每天跑步一小時或去健身房重訓才叫運動，我只希望你每天先提出10分鐘做核心訓練或是小體操，每天只要10分鐘就好。例如，利用追劇時間順便做點踏步運動，需要上樓時不搭電梯改爬樓梯，或是跟著Youtube的教學影片進行居家健身，只要有心養成每日運動的習慣，你一定會看到效果，像是肌力變好了，本來腰酸背痛的情形獲得改善，或是容易疲勞的情形不翼而飛，體力變好之後，每日10分鐘的運動也就不覺得累，習慣養成後自然而然就可增加為15分鐘，甚至20分鐘，接著體態越來越好、線條越來越結實。為了維持漂亮的體態，就會逐漸增加運動量或是開始找教練協助，可能還會變成一日不運動就會全身不舒服的「健人」。

所以請姑且相信我，按照減脂菜單乖乖吃，並且乖乖運動，只要維持一個月，你就能了解飲食控制加上規律運動的迷人之處。

Q19
減肥時酒精一點也不能碰嗎？

我偶爾與朋友聚會，或是應酬需要喝點小酒，要完全不喝酒實在很困難，是否有折衷的辦法？

　　減肥是一場長期抗戰，在時間拉長的狀況下，總是會遇到應酬或聚會的機會，若因為要減肥而掃興的確是有點不近人情，如果真的需要喝酒，我們只要學會控制份量，喝一點小酒倒是無傷大雅。

　　我們先從熱量來看，每一公克酒精能產生7大卡熱量，因此簡單來說酒精濃度越高熱量越高，不過通常高濃度的酒我們一次喝不了太多，因此主要還是與份量有關。依照種類與酒精濃度，我安排了建議量以供參考，萬一真的要喝酒，要把握控制份量的原則，如右表「每日上限」的份量，請不要過量飲酒。

　　應酬或聚會時的飲酒問題，除了酒本身有熱量外，怎麼吃下酒菜也是一大重點。到了居酒屋，「營養師說女生只能喝一瓶啤酒，所以我點幾盤烤肉與炸雞來配一瓶啤酒，結果在下酒菜沒有限量的狀況下，熱量還是過高了……」到底是喝酒變胖了？還是

下酒菜惹的禍？因此在減脂期下酒菜一樣要限量攝取才行。

下酒菜的種類要避免高油的炸物或是高澱粉、高糖的食物，例如選烤物優於炸物，另可選毛豆（優質植物性蛋白質）、烤蝦（低脂肉類），或點一份沙拉（蔬菜類）填飽肚子，具有纖維且熱量較低，如此搭配一瓶啤酒就剛剛好。

另外，喝酒的當下也要增加攝取水分，除了能加速酒精排出人體以外，多喝水也能讓你有飽足感，避免小菜或酒精攝取過量。如果真的不小心吃太多，隔天亦可安排運動消耗熱量。要記得，在減肥期仍要盡量避免飲酒或應酬，否則你的減脂計畫將會永無終止之路。

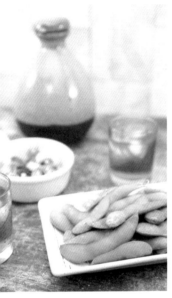

毛豆屬於優質植物性蛋白質且具纖維質，是不錯的下酒菜選擇

	酒精濃度(%)	熱量(大卡／每100ml)	每日上限	
			女性(ml)	男性(ml)
原味啤酒	3.5～5	30～45	250	500
風味啤酒（例如鳳梨、蜜桃）	3～9	40～70	250	500
利口酒	4～7	70～85	250	500
紅酒、白酒	10～12	80～85	100	200
果味酒（例如梅酒、荔枝酒）	12～20	100～220	100	200
白蘭地、威士忌、伏特加	33～41	230～270	30	60
茅台酒、高粱酒	55～58	390～410	30	60

Q20
減肥時需要學會算熱量才能瘦嗎？

我不會計算熱量，外食時沒有照著菜單吃就會變胖，有沒有簡單計算熱量的方式？

　　控制熱量的確是減肥時的重點，不過外食時我們不需要斤斤計較，只要利用手掌、拳頭或一般的飯碗來「概估」熱量，不用把磅秤或書本帶在身上也能輕鬆估算熱量。

　　首先要把食物做六大分類，即「全穀雜糧類」、「豆魚蛋肉類」、「蔬菜類」、「水果類」、「乳品類」、「油脂與堅果種子類」等六大類，要清楚知道你吃的食物是哪一類，千萬不要把南瓜、玉米當蔬菜類，搞錯分類熱量就會差很多。

各類食物每一份的熱量（生重）

奶類	全脂奶	150	
	低脂奶	120	1個馬克杯（240cc）
	脫脂奶	80	
全穀雜糧類	乾飯類或水分較少的主食類如：糙米飯、雜糧飯、白米飯、玉米粒、綠豆、紅豆	70	1/4碗
	水分較多、體積蓬鬆的主食類，如：熟麵條、稀飯、米粉、冬粉、粄條	70	1/2碗
	其他根莖類如芋頭、蕃薯、山藥、馬鈴薯、玉米粒	70	1/3碗
	其他麵粉製品，如：饅頭類、麵包類	70	1/3個拳頭
豆魚蛋肉類	所有的肉類，如：去皮雞胸肉、魚肉、豬肉、羊肉、牛肉、蝦、花枝、牡蠣、蛤	75	3根手指頭
	水分較多的豆腐	75	嫩豆腐1/2盒
	水分較少的豆製品	75	4根手指頭
	無糖豆漿	55	1個馬克杯（240cc）
蔬菜類	所有的生菜	25	1碗
	所有煮熟的蔬菜	25	1/2碗
水果類	所有的水果	60	女生拳頭1個
油脂類	烹調用油如橄欖油、葵花油	45	1根拇指大小或1茶匙
	堅果種子類	45	

＊ 肉類雖然有分低中高脂肉，但概算時不用分低脂或高脂肉，一律用中脂肉的熱量
（75大卡／份）去計算，不過建議平時還是以攝取低脂肉為主。

　　由表格可知，四分之一碗的飯有70大卡，如果你吃二分之一碗飯就是140大卡。一碗燙熟的大陸妹有50大卡，但是如果有用油去拌和炒，還需加上一茶匙的油（45大卡），這一盤大陸妹的熱量就是50＋45＝95大卡。

　　如果你在自助餐吃到竹筍炒肉絲，這道菜是由綠竹筍（蔬菜類）＋肉絲（肉類）＋油（油脂類）所構成，要先估竹筍的與肉絲的份量，例如半碗竹筍加上6根手枝頭大小的肉絲，再加上一茶匙的油去炒，所以總熱量就等於：25＋（75×2）＋45＝220大卡。

　　這個表只有估算較單純的食物，如果是加工品如豬血糕、貢丸、蛋糕、糕餅類就要另外去了解製作過程，把食材成分拆解才能算出大約的熱量，因此減肥時還是盡量挑原型食物，製作過程越單純的食物比較好計算熱量。另外要仔細觀察食品營養標示，吃到市售產品如優酪乳、調味乳等，就可依照包裝上的熱量來紀錄，如此一來就可以估算每餐的熱量。

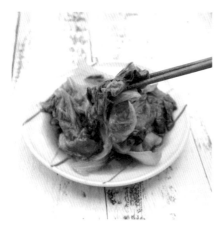

一般麵店的燙青菜大約有一碗量，
加上油的熱量約95大卡／份

第五部分

泡芙女改造計畫

瘦不下來？接下來兩個例子可以讓你知道，利用控制飲食的科學方法，再搭配運動，持之以恆、一點一滴的進步，就可以達到瘦身目標。

忽略照顧自己的
產後媽咪

32歲女性，身高165公分，因產後照顧小孩沒時間打理自己，因此體重直線上升，懷孕前體重最低為54公斤，生產前70.5公斤，產後63公斤，體脂肪33%以上。

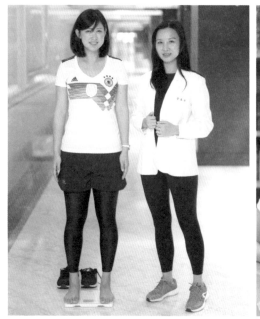
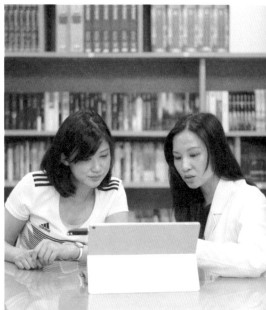

減肥前的營養評估

■ 飲食型態

喜歡甜食、飲料、炸物，飲食較重口味，一週大約只有三天的晚餐會與家人在家吃飯，平時以外食居多。

■ 活動與運動量

無規律運動習慣，工作性質為接案性質的自由工作者，偶需要到各地去開會，長時間為電腦工作者，因此活動量屬於低活動量。

■ 個案自己設定目標

期望半年後可以回到孕前時期54公斤。

■ 減脂第一天數據

體重為62.2公斤，體脂肪：33.8％。

■ 營養師評估與建議

產後媽媽總是為了孩子就忘了自己，有時要搶時間工作與吃飯，吃下肚的食材內容也難兼顧營養，我建議產後媽媽想要減肥，可等寶寶的作息已經穩定、媽媽的工作也能掌控時再來安排減脂計畫，例如大約在產後八至十個月，大人與小孩的作息已經能配合時，減脂計畫將更好進行。

個案以往的飲食習慣偏重鹹口味，體重為62.2公斤，體脂肪：33.8％，利用基礎代謝率的公式計算出BMR＝1398.7、TDEE＝1678.5。跟個案討論後發現她可以自行料理餐食，除了偶爾需要外出開會才需外食，因此我給他安排每週1300至1500大卡的菜單，並指導核心運動與間歇式運動，外食的時候利用便利商店菜單替代某一餐。我的目標是幫助她一週減0.5至1公斤，期望四週後可減下2至4公斤，四個月後可以降到54公斤。

■ 實行結果

一週後她的體重果然來到了 61.1公斤，體脂肪：33.1％，已成功減下1.1公斤，這是非常理想的速度。詢問飲食狀況，表示跟隨菜單吃沒有飢餓的感覺，且味噌蔬菜湯很好喝，但有一天外出開會，午餐吃便利商店的食物，由於吃飯時間不多就沒有吃到足量，不到晚餐時間就開始有飢餓感，因此晚餐時多吃了蔬菜，也將中午沒吃到的食材補了回來（多加一塊豆腐），整體營養素並沒有缺乏之虞。有趣的是她的先生跟著吃這套菜單，她有把澱粉量與蛋白質量稍微提高再給先生吃，結果先生瘦下了2公斤，效果非常明顯。這是因為先生的肌肉量較多，代謝率也較高，因此瘦身的效果更好。

第二週有出遊四天，有稍微克制食物也有多蔬菜，兩天沒運動，但仍瘦了0.5公斤，體重60.6公斤，體脂肪32.1％。

　　第三週有出遊兩天，還有參加一次喜宴，在食物誘惑超級多的情況下，仍把握多蔬菜、忌甜食、多活動的原則，體重降到60.1公斤，比上週再減0.5公斤，也是很棒的速度。

　　第四週開始個案從第一天的菜單開始吃起，體重終於突破五字頭，來到了59.3公斤，體脂肪31.7％，有達到短期目標。持續一個月的減脂，總共減了2.9公斤，體脂降了1.7％。減肥速度還不錯，一切都在計畫之中。

　　第五週體重停止下降，仍然是59.3公斤，體脂肪為31.5％，這一週有出遊與聚餐，還有工作繁忙完全沒有運動，因此我建議個案保持規律運動，並增加一點重訓，看看能否改善體重遲滯的問題。

　　第六週體重為58.5公斤，順利的下降了，果然適量的運動是有幫助的，個案對於飲食份量的控制已經非常在行，養成了健康飲食的好習慣，只要好好維持，將來復胖就不是問題了。

　　第七週體重為58.3公斤，體脂31.5％，雖然下降速度慢了點，但是沒有復胖是很好的，畢竟已經減了快要兩個月，身體會逐漸適應達到平衡，我建議加點重量訓練震盪一下身體，訓練別的肌肉，這樣才有機會恢復減脂的速度。

　　第八週，58.1公斤，體脂30.8％，跟第一週的體脂比起來已下降2％，期望藉由間歇式運動可以幫助體脂肪下降得更明顯。

　　第九週，58.6公斤，體脂29.1％，雖然體重增加，但是體脂肪下降了，這代表身體組成已經在改變了，所以不用擔心體重數字的增加，我們接下來要注意的是體脂的變化，體重起伏是正常的。

　　第十週，56.9公斤，體重一下子降了1.7公斤，但體脂肪卻是30％，大家很容易遇到這種起伏的問題，但請別在意，就如同我前面章節告訴大家的，體脂機的測量與水分分布有關，因此，我們要看的是長期的紀錄，並非一時的，數字起起伏伏是正常，只要長期的數據逐漸往下就是成功。

　　經歷兩個多月的飲食與運動調整，成效非常令人滿意，這位辛苦的新手媽咪表示還要繼續執行下去，直到達到自己設下的標準體重。

飲食紀錄

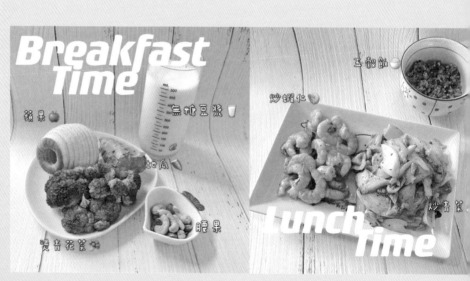

這位可愛的媽咪有紀錄飲食的習慣，把餐點拍照給我看，我覺得用照片紀錄飲食非常重要，想跟大家分享一下她的飲食紀錄。

■ 案例一體重變化圖

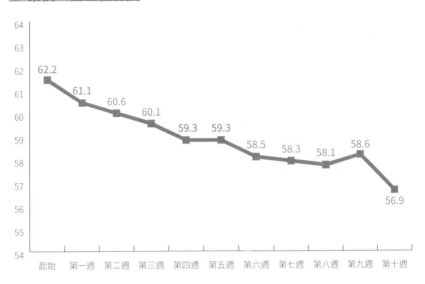

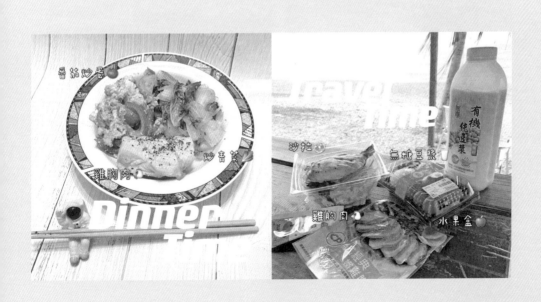

反覆減肥又復胖，
有家族遺傳高脂血症的女性

42歲女性，身高163.6公分，體重77.3公斤，體脂肪
大於39%，有家族遺傳性的高脂血症，健康檢查結果
發現有血膽固醇過高的問題。

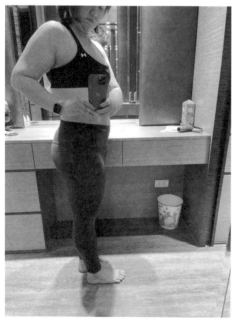
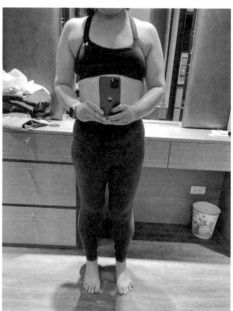

減肥前紀錄

■ 飲食型態

在診所裡做管理工作。常常需要聚餐，特別喜歡吃肉，但因為要控制體重，已有想辦法節制，甜食炸物也會控制份量。30歲時有減肥經驗，曾經從85公斤降到58公斤，但後續沒有飲食控制也沒有運動習慣，就逐漸復胖。隨著年齡增加基礎代謝率變慢，復胖情況就更加嚴重。

■ 活動與運動量

之前已利用運動與飲食控制，在三至四個月內將體重從85公斤降到77公斤，但近來已有停滯的情況，期望可以突破遲滯期繼續瘦下去。

■ 個案自己設定目標

期望每個月瘦3至4公斤，半年後可減到58公斤。

■ 減脂第一天數據

體重77.3公斤，體脂肪39.1％。

■ 營養師評估與建議

個案有不少次減肥經驗，但可惜的是，在忙碌的生活與諸多壓力下，沒能維持好的體態而造成復胖，這其實也是現代人的通病。現今網路上減肥資訊眾多，如「減醣」、「生酮」、「168斷食」等源源不絕的減肥法不斷推陳出新，好像什麼方式都可以

瘦，卻讓人重複無止境的減肥程序，著實令人沮喪。我們應該找尋一個可以長久執行的健康飲食法，才能讓復胖這件事情不再發生。加上個案有家族遺傳的高膽固醇血症等慢性病，需要以正確的健康飲食法積極地控制飲食與運動。

個案立下了一個長期的規劃，第一個月瘦3公斤，第二到三個月瘦7公斤，第四到六個月瘦8公斤，6個月期望減下18公斤，既然有決心要長期抗戰，我們就更要學習正確的飲食法，學習一輩子都受用的健康飲食瘦身法。

用基礎代謝率的公式計算出BMR＝1494、TDEE＝1793。個案可自行料理餐食，因此我給他安排每週1300～1500大卡的菜單，外食的時候利用便利商店菜單取代某一餐，個案平時有去健身房的習慣，請教練指導減脂的運動菜單。

■ 實行結果

個案在執行減脂菜單後的幾天，便持續有感跟我分享心得：「吃對東西真的不會餓！」「不像以前減肥時會一直想找零食……」「保持心情愉悅減肥減得很快樂。」她說得很好，變胖的原因很多，長期的壓力、不快樂的減肥、飲食不規律等等都是造成脂肪堆積的原因，如果能藉由執行健康飲食搭配正確有效的運動，在心情愉悅的情境下進行瘦身計畫，效果將大大的提升。

第一週的成果共降了1.3公斤，來到76公斤，效果不錯，由於個案之前已經從85降到77公斤，我本以為接下來速度不會太快，沒想到她仍然超越了自己的門檻，真心替她感到開心。

　　第二週體重來到75.4公斤，再繼續減了0.6公斤，這期間有去登山，跟著朋友一起野營野炊，由於已經熟稔健康飲食原則，因此就算在減脂期也可把握飲食原則，享受社交活動。

　　第三週，雖然經過了一連串的假期出遊、聚餐，甚至吃飯店的自助餐，還是瘦了0.9公斤。個案已經了解自己該吃的食物與份量，在外也可以選擇對的食物，控制體重似乎不是難事，聚餐時多吃了一點甜食，晚上就去健身房消耗掉，不只身體達到平衡，心理也達到平衡，因為不用再糾結於「吃太多甜食而自責」。

　　第四週剛好遇到生理期，可能身體有點水分滯留的現象，體重起伏在74～74.4公斤，不過別擔心，只要維持健康飲食，搭配簡單運動，生理期過後水分代謝正常之後，體重一定會下降得很漂亮。

　　第五週，因為生理期間，運動就減少了，活動量降低，並有參與一些聚餐，已有盡量點選生菜沙拉來控制份量，體重為73.9公斤，並沒有復胖的現象。預計第六週開始要恢復正常運動與飲食控制。

　　第六週為73.3公斤，目前仍每週順利瘦0.5公斤，看起來速度不錯，因此不用調整菜單，繼續加油。

　　第七週為72.7公斤，體重穩定下降，因為有運動與飲食控制，以前經常會有過敏或濕疹症狀都沒有發作了，因為改成原型食物，搭配規律的運動與作息，讓身體的代謝與免疫能力調整得更完整，因此精神與身體都變得非常好。

第八週為72.6公斤，出現了體重停滯的狀況，繼續維持健康飲食與運動，不急躁也不擔心，心情保持平常心，不要被體重數字給綁架，正向面對即可度過。

第九週體重終於下降到71.7公斤，個案表示這樣的健康生活型態跟以前減肥的狀況截然不同，以前體重會反覆下降又上升，自己就會很在意哪裡沒做好，然後只好努力運動消耗熱量，但飲食常常又會失控讓人沮喪，如果此時看到體重上升一定會失落進而放棄。但這次減肥不一樣，心態健康心理舒暢，持續使用正確飲食並搭配運動，久而久之就會看見曙光，減肥心理健康許多，再也不被數字綁架了。

第十週體重71.3公斤，體重持續下降，雖然這週也是起起伏伏的數字，但好險有逐漸下降，感覺起來是不錯的進展，持續下去就可以看到成果。

飲食紀錄

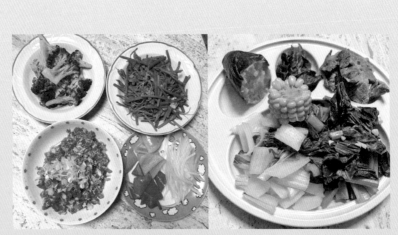

這位個案喜歡吃大量的蔬菜，並且即使是一樣的食材，也會每次調味都不相同，讓餐點變得更豐富。

　　經過兩個多月的努力，總共減了6公斤，穿衣服變得好看，人也有精神，重點是這並非終點，還會持續瘦下去，心理與生理逐漸走向健康，甩開高脂血症、高體脂，擁有健康體態不是問題。

■ 案例二體重變化圖

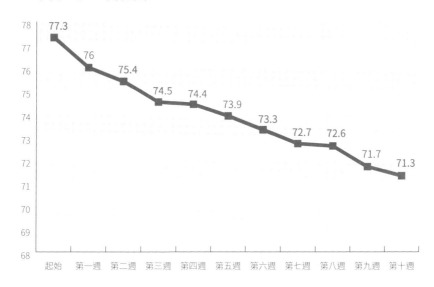

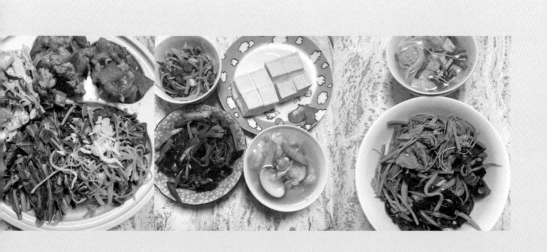

作　　　　者	廖欣儀
責 任 編 輯	蔡穎如
封 面 設 計	走路花工作室
內 頁 設 計	林詩婷
行 銷 企 劃	辛政遠 楊惠潔
總 　 編 　 輯	姚蜀芸
副 　 社 　 長	黃錫鉉
總 　 經 　 理	吳濱伶
首 席 執 行 長	何飛鵬
出 　 　 　 版	創意市集
發 　 　 　 行	英屬蓋曼群島商家庭傳媒股份有限公司城邦分公司 Distributed by Home Media Group Limited Cite Branch
地 　 　 　 址	104 臺北市民生東路二段141號7樓 7F No. 141 Sec. 2 Minsheng E. Rd. Taipei 104 Taiwan
讀者服務專線	0800-020-299 周一至周五09:30～12:00、13:30～18:00
讀者服務傳真	(02)2517-0999、(02)2517-9666
E - m a i l	service@readingclub.com.tw
城 邦 書 店	城邦讀書花園www.cite.com.tw
地 　 　 　 址	104臺北市民生東路二段141號7樓
電 　 　 　 話	(02) 2500-1919　營業時間：09:00～18:30
I S B N	978-986-0769-11-1
版 　 　 　 次	2021年9月初版1刷 / 2022年7月初版4刷
定 　 　 　 價	新台幣380元 / 港幣127元
製 版 印 刷	凱林彩印股份有限公司

Printed in Taiwan　著作版權所有‧翻印必究

國家圖書館預行編目(CIP)資料

就算天天外食也能瘦：14天減3公斤的懶人健康飲食與減
醣計畫 / 廖欣儀著. -- 初版. -- 臺北市：
創意市集出版：英屬蓋曼群島家庭傳媒城邦分公司發行，
　2021.09
　　面；　公分

ISBN 978-986-0769-11-1 (平裝)

1. 減重 2. 健康飲食

411.94　　　　　　　　　　　　110010134

香港發行所　城邦（香港）出版集團有限公司
香港灣仔駱克道193號東超商業中心1樓
電話：(852) 2508-6231
傳真：(852) 2578-9337
信箱：hkcite@biznetvigator.com

馬新發行所　城邦（馬新）出版集團
41, Jalan Radin Anum,Bandar Baru Seri Petaling,
57000 Kuala Lumpur,Malaysia.
電話：(603)9057-8822
傳真：(603) 9057-6622
信箱：cite@cite.com.my

就算
天天外食
也能瘦
14天減3公斤的
懶人健康飲食與
減醣計畫